FORMULAIRE

DU

RÉGIME CURATIF

ET

DU RÉGIME ALIMENTAIRE.

Imprimerie de Cosse et J. Dumaine, rue Christine, 2.

FORMULAIRE

DU

RÉGIME CURATIF

ET DU

RÉGIME ALIMENTAIRE

DES MALADES

TRAITÉS DANS LES HOPITAUX MILITAIRES
ET LES HOPITAUX CIVILS.

PAR

F.-G.-A. DE PIIS,

Officier d'administration comptable de 1re classe des hôpitaux militaires.

———

PARIS

J. DUMAINE, Libraire de S. A. R. Mgr. le **DUC D'AUMALE**,
POUR L'ART MILITAIRE,
(Maison Anselin),
Rue et passage Dauphine, 36.

1845

NOTE PRÉLIMINAIRE.

Depuis la promulgation du Règlement sur le service des hôpitaux militaires, qui remonte à quatorze ans (1ᵉʳ avril 1831), toutes les questions auxquelles il a pu donner lieu dans son application, ont été résolues par diverses notes, instructions, décisions ministérielles dont l'ensemble constitue la jurisprudence de ce service.

Ces actes administratifs épars dans le *Journal militaire* rendent les recherches extrêmement difficiles, et depuis longtemps l'on sent la nécessité de les trouver réunis dans un seul corps d'ouvrage. C'est cette tâche qu'on s'est imposée pour deux des sections les plus importantes du règlement précité du 1er avril **1831**, le *Régime curatif* et le *Régime alimentaire*. Ces deux sections ont reçu tous les changements nécessaires pour les mettre au niveaux du dernier état de la législation des hôpitaux. De nombreuses annotations expliquent le texte et rendent facile l'étude de cette partie du Code hospitalier. Les instructions-circulaires sont rapportées en note au bas de la page. On y a joint également, lorsqu'elles offrent un certain degré d'intérêt pratique, les dispositions réglementaires qui régissent le service des hôpitaux civils.

PREMIÈRE PARTIE.

(Titre VI du Règlement du 1er avril 1831.)

TABLE ANALYTIQUE DES MATIÈRES.

CHAPITRE Ier.

VISITES, CAHIERS DE VISITES, PRESCRIPTIONS.

SECTION Ire. — *Visites.*

SECTION IIe. — *Cahiers de visites.*

SECTION IIIe. — *Prescriptions.*

ANNEXES.

MODÈLES.

FORMULAIRE

DU

RÉGIME CURATIF ET DU RÉGIME ALIMENTAIRE.

CHAPITRE Iᵉʳ.

VISITES.—CAHIERS DE VISITES.—PRESCRIPTIONS.

—

SECTION Iʳᵉ. — *Visites.*

Sommaire. — Visites du matin et du soir. — Heures et ordre des visites. —Visites accidentelles, devoirs des chirurgiens de garde à cet égard. — Consultations entre le médecin et le chirurgien. —Sous-aides suivant la visite. —Infirmiers présents à la visite. —Cas où l'officier du poste et le sous-officier de planton suivent les visites.

Art. 1ᵉʳ. Les officiers de santé chargés du traitement des malades doivent faire chaque jour deux visites dans leurs divisions respectives, l'une le matin et l'autre le soir (1) (Art. 775 du règlement du 1ᵉʳ avril 1831).

---

(1) Aux termes de l'article 22 de l'instruction du 15 mai 1841 sur les inspections médicales, les inspecteurs du service de santé sont tenus de s'assurer si les officiers de santé, indistinctement, se rendent avec exactitude à l'hôpital, aux heures prescrites par le règlement, et si les visites du matin et du soir ont lieu régulièrement.

2. Les visites du matin commencent à 6 heures, du 1ᵉʳ avril au 30 septembre, et à 7 heures, du 1ᵉʳ octobre au 31 mars ; elles ont lieu plus tôt si le nombre des malades l'exige, de manière que la distribution des médicaments soit toujours terminée au moins une heure avant celle des aliments, et que celle-ci n'éprouve aucun retard. Les visites du soir sont faites aux heures jugées convenables par les officiers de santé en chef (1) (776).

3. Indépendamment des visites du matin et du soir, les médecins et les chirurgiens chargés du service des salles en font d'autres toutes les fois que la gravité des maladies ou des blessures l'exige : en conséquence, il est enjoint aux chirurgiens de garde, dans tous les cas urgents, de faire avertir l'officier de santé compétent, qui est tenu de se rendre, sans retard, à l'hôpital, afin de donner les secours dont l'application ne pourrait être différée sans danger (2) (778).

---

(1) La distribution des aliments est faite le matin à 10 heures et le soir à 4 heures. *Voy.* l'art. 75 du présent Formulaire.—L'instruction du 14 août 1837 sur le service intérieur des hôpitaux d'instruction contient, relativement aux visites, les dispositions suivantes :—« A 6 heures en été et à 7 heures en hiver, les sous-aides et les élèves sont rassemblés à la chambre d'appareils de chirurgie, ou à la pharmacie, suivant le service auquel ils sont attachés. (Art. 70 modifié par la note ministérielle du 4 février 1842.)

(2) Aux termes de l'art. 106 du règlement précité du 1ᵉʳ avril, il n'était pas commandé de chirurgien de garde dans les hôpitaux militaires dont le mouvement habituel n'est pas au-dessus de 50 ma-

4. Dans les cas graves qui exigent le concours des connaissances du médecin et du chirurgien, ces officiers de santé doivent s'appeler réciproquement en consultation pour déterminer le traitement ou l'opération à faire : dans ce cas, le résultat de la consultation est porté dans la colonne d'observation du cahier de visites dont la tenue est prescrite à la section suivante, et il est signé par les consultants (779).

5. Les officiers de santé traitants sont suivis

---

lades. Ces dispositions ont fixé l'attention du ministre, qui a vu de graves inconvénients à n'accorder un chirurgien de garde que lorsque le nombre des malades dépasse 50. En effet, au-dessous de ce nombre il peut se présenter assez fréquemment des accidents qui réclament des secours urgents et la présence immédiate d'un officier de santé. Par note du 27 avril 1841, portant modification des art. 106 et 116 du règlement du 1er avril 1831, le Ministre a arrêté : 1° Qu'il sera commandé un chirurgien de garde dans les hôpitaux dont le mouvement est au-dessous de 50 malades ; 2° Que dans les hôpitaux dont l'effectif des officiers de santé de ce grade, *présents,* est au-dessous de 4, un *lit* pourra être affecté au chirurgien sous-aide de garde.

Le Ministre a également décidé que les rapports des chirurgiens de garde seront lithographiés par les soins des officiers d'administration comptables, et que la dépense qui en résultera sera portée au chapitre 6, frais de bureaux.

Les rapports des chirurgiens de garde doivent être conservés jusqu'après les inspections annuelles, comme les seules pièces propres à témoigner de l'exactitude de cette partie importante du service. (Art. 26 de l'instruction du 15 mai 1841.)

Dans les hôpitaux militaires d'instruction, les élèves font le service de garde simultanément avec les sous-aides, ils sont à cet effet organisés en autant de séries qu'il y a d'officiers de santé traitants. (Art. 90 de l'instruction du 14 août 1837.)

1.

dans leurs visites par des chirurgiens sous-aides, désignés à cet effet. Les chirurgiens sous-aides qui sont attachés aux différentes salles de blessés ou de vénériens, suivent aussi le chirurgien en chef dans la visite qu'il fait de ces salles, pour lui donner les renseignements qu'il peut demander (1) (780 et 781).

6. Les infirmiers de garde et l'infirmier-major de chaque division de malades sont présents à la visite, pour rendre compte aux officiers de santé de ce qu'ils ont remarqué concernant l'état des

---

(1) Dans les hôpitaux d'instruction, les élèves et les sous-aides sont répartis par les soins des trois officiers de santé en chef en trois sections, savoir : 1re, fiévreux (médecine); 2e, blessés (chirurgie); 3e, pharmacie. La section des blessés comprenant aussi les vénériens, est plus forte du double à peu près que les deux autres. (Art. 66 de l'instruction du 14 août 1837.)

Le roulement a lieu tous les trois mois, des vénériensa ux blessés, des blessés aux fiévreux, de la médecine à la pharmacie, de la pharmacie aux vénériens. Au moyen de ces quatre mutations, tous les sous-aides et élèves sont attachés successivement, dans le courant de l'année, aux divers services. (Art. 67 *idem.*)

Chaque section renferme autant que possible une portion égale de sous-aides, d'anciens élèves et d'élèves nouveaux, de manière à favoriser également l'instruction et le service de chaque spécialité. (Art. 68 *idem.*)

Les élèves suivent pendant 6 mois la visite des chirurgiens traitants, et pendant les autres 6 mois celle des médecins. (Art. 96, 1er § *idem.*)

Les chirurgiens sous-aides et élèves ne peuvent être distraits d'un service spécial pour vaquer à un autre qu'en vertu d'une délibération expresse des trois officiers de santé en chef. (Art. 61 modifié par la note ministérielle du 4 février 1842.)

malades, et pour recevoir leurs ordres sur les soins à leur donner.

Les infirmiers qui ne sont pas de garde restent chacun à leur poste respectif (1) (782).

7. Le sous-officier de planton, et même, au besoin, le commandant de la garde du poste de l'hôpital, quand la demande leur en est faite par l'officier d'administration comptable, assistent aux visites, pour faire observer l'ordre et le silence parmi les malades (783).

SECTION IIe. — *Cahiers de visites.*

SOMMAIRE. — Prescriptions inscrites sur deux cahiers. — Division des cahiers en deux parties, pour les jours pairs et impairs. — Composition et tenue des cahiers. — Cahiers de visites séparés par division de malades. — Préparation des cahiers de visites par les officiers de santé sous-aides. — Collationnement des cahiers. — Obligations des officiers de santé concernant la bonne tenue des cahiers. — Communication des cahiers à l'officier d'administration comptable. — Emploi des cahiers.

8. Les prescriptions, soit de médicaments, soit d'aliments faites par les officiers de santé pendant leurs visites, sont inscrites immédiatement, et sous leur dictée, sur deux cahiers tenus par

---

(1) Des infirmiers ordinaires dont le nombre est déterminé par l'officier d'administration comptable, d'après l'avis du médecin et du chirurgien en chef, sont commandés chaque jour pour être de garde et pour veiller dans les salles. La liste nominale en est donnée à l'infirmier-major, qui s'assure de leur présence à leur poste, et qui en affiche des extraits à l'entrée de chaque salle. (Art. 239 du règlement précité du 1er avril 1831.)

les chirurgiens chargés de suivre la visite (785).

9. Chacun des deux cahiers de visites prescrits en l'article précédent, peut être divisé en deux parties (1), dont l'une pour les jours pairs et l'autre pour les jours impairs, de manière que l'officier de santé qui fait la visite puisse avoir en main le cahier de la veille (786).

10. Les cahiers sont composés du nombre de feuilles présumé nécessaire pour le service pendant un mois : il est enjoint aux officiers de santé de tenir les cahiers de visites proprement et lisiblement (2) (787).

---

(1) En général, les cahiers de visites sont divisés en deux parties dont l'une pour les jours pairs et l'autre pour les jours impairs : l'exception est devenue la règle. Lorsque les cahiers ne sont pas alternatifs, trois suffisent. Le règlement du 24 décembre 1824 contient à cet égard l'observation suivante. « Le cahier pourrait bien « ne pas être alternatif et recevoir la date de 31 jours en les fai- « sant suivre. Alors, le pharmacien de visite transcrirait, chaque « jour avant la visite du matin, sur un cahier semblable que l'offi- « cier de santé traitant aurait à la main, les prescriptions de la « visite de la veille : le chirurgien aurait toujours le même cahier. « Cela réduirait le nombre des cahiers à 3 au lieu de 4, à quoi il « est porté par le mode actuel. »

(2) Une décision du 9 germinal an 8 porte ce qui suit sur la tenue des cahiers de visites : « Ces cahiers doivent être tenus sans ratures ni surcharges; ils sont cotés et paraphés par le commissaire des guerres. » Ainsi que le fait remarquer M. le Ministre de l'intérieur, dans son instruction du 31 janvier 1840, la transcription sur les cahiers de visites des prescriptions des officiers de santé traitants est la clause la plus importante du service de santé; elle l'est aussi pour la régularité du service économique des hôpitaux. En ce qui concerne la santé des malades, les cahiers réguliers des praticiens

11. Les cahiers de visites comprennent tous les malades d'une même division, traités par le même officier de santé. Ces malades y sont désignés par leurs noms et par les numéros des lits qu'ils occupent (1) (789).

12. Les chirurgiens attachés au service des salles, ainsi que ceux détachés à la pharmacie, désignés pour suivre les visites, se rendent à l'hôpital avant le pansement du matin, pour préparer les cahiers de la visite du jour (2) (790).

13. Les cahiers de visites sont collationnés tous les jours par les officiers de santé, qui rectifient les erreurs qui auraient pu s'y glisser. Ils sont signés

---

évitent les erreurs funestes qui pourraient avoir lieu par suite de la négligence avec laquelle les remèdes seraient indiqués et donnés. Pour la comptabilité en matières, les cahiers sont indispensables, puisque sans eux l'administration n'a plus d'éléments certains pour apprécier les consommations. On trouve, à cet égard, dans le Code des hôpitaux et hospices de Paris, les dispositions suivantes : « Les cahiers de visites devant servir de base à la comptabilité des vivres et des médicaments, ils seront cotés et paraphés par la commission administrative. (Arrêté du 23 février 1801 du conseil général, n° 2978, *Code des hôpitaux.*) *Voy.*, au surplus, l'instruction G, annexée au présent Formulaire sur la tenue des cahiers de visites.

(1) *Voyez* l'instruction sur la tenue des cahiers de visites, annexe G.

(2) Cet article se trouve implicitement abrogé par l'adoption de cahiers alternatifs. Lorsque les cahiers sont disposés pour recevoir la date de trente et un jours en les faisant suivre, ce qui réduit à trois le nombre des cahiers, il est indispensable que MM. les chirurgiens sous-aides, s'ils ne l'ont fait la veille, se rendent à l'hôpital, avant les visites, pour préparer les cahiers. (*Voy.*, au surplus, la note de l'art. 9 du présent Formulaire.)

par l'officier de santé qui a fait la visite, à la fin du mois, ou à la sortie du malade, si elle a lieu avant cette époque (1) (791).

14. Les officiers de santé en chef sont responsables de l'exécution de toutes les dispositions qui précèdent sur la tenue des cahiers de visites (2).

Les chirurgiens sous-aides, chargés de suivre les visites, sont tenus d'écrire de leur main les cahiers (799.

15. Les officiers de santé en chef communiquent, au besoin, leurs cahiers à l'officier d'administration comptable, pour le mettre à même de s'assurer de l'exactitude des relevés prescrits par la section suivante (3) (793).

---

(1) Lorsqu'il y a lieu de faire des rectifications, elles sont approuvées par le parafe de l'officier de santé traitant, apposé en regard à la colonne d'observations. (Circul. min. du 9 germ. an 8.)

(2) Lors de leurs visites dans les hôpitaux militaires, les inspecteurs médicaux s'assurent que les cahiers de visites sont bien tenus, que toutes les prescriptions y sont inscrites exactement, et avec les seules abréviations autorisées par le Formulaire ; que les maladies et leurs diverses modifications y sont notées avec soin ; que les mutations y sont portées, et qu'on n'omet pas d'y inscrire le résultat des consultations qu'ont entre eux les officiers de santé traitants, quand la gravité d'une maladie exige le concours des lumières de tous. (Art. 22 de l'instr. min. du 15 mai 1841.)

(3) Indépendamment des cahiers de visites, les officiers de santé des hôpitaux civils sont tenus de consigner, sur un registre *ad hoc,* leurs observations sur les individus traités à l'hôpital. Le projet de règlement pour le service intérieur des établissements hospitaliers, annexé à l'instruction de M. le Ministre de l'intérieur, du 31 janvier 1840, contient à cet égard l'observation suivante : « Ce registre

16. Les cahiers de visites sont remis, à la fin de chaque mois, à l'officier d'administration comptable, qui les conserve jusqu'à l'apurement définitif de ses comptes (1) (800).

SECTION IIIe.'— *Prescriptions.*

Sommaire. —Les officiers de santé seuls règlent le régime médical et alimentaire des malades.—Prescriptions d'aliments et de médicaments. — Prescription du régime alimentaire faite à haute voix.—Mode à suivre pour les prescriptions de médicaments.— Transcriptions des prescriptions sur les cahiers de visites.—Relevés des prescriptions alimentaires.—Aliments délivrés aux entrants du jour à comprendre sur le relevé général.—Concordance entre ce relevé et le mouvement des malades. — Relevé des prescriptions pharmaceutiques. — Relevé général des prescriptions en médicaments.

17. Les officiers de santé chargés du traitement des malades ont seuls le droit d'ordonner, chacun en ce qui le concerne, les remèdes et le régime alimentaire, en se conformant aux règles déterminées par les chapitres suivants (2). Il est ex-

---

« doit avoir beaucoup d'utilité sous le rapport de l'art, et les pra-
« ticiens y trouveront d'utiles enseignements, comme ils en lais-
« seront à leurs successeurs. Leur zèle pour les progrès de la
« science qu'ils cultivent, leur fera apprécier le bien qui doit ré-
« sulter de cette mesure. »

(1) Dans la vue de mettre à même les administrations charitables de se conformer aux prescriptions du règlement du 1er avril, on a annexé au présent Formulaire le modèle du cahier de visite en usage dans les hôpitaux militaires. *Voy.* les annexes I et J.

(2) Lors des inspections médicales, les méthodes curatives sont

pressément défendu à toute autre personne, quels que soient sont grade et ses attributions, de s'opposer à l'exécution de leurs ordonnances, et de rien prescrire sur cette partie du service. Toutefois, le pharmacien en chef et l'officier d'administration comptable doivent, chacun en ce qui le concerne, rappeler les officiers de santé chargés du traitement des malades, à l'exécution du règlement lorsqu'ils s'en écartent, et, en cas de refus de leur part, ils sont tenus, sous leur responsabilité, d'en informer le sous-intendant militaire, qui est compétent pour leur en imposer l'obligation (1) (774).

---

l'objet d'un examen particulier de la part des inspecteurs du service de santé. L'art. 33 de l'instruction du 15 mai 1841, contient à cet égard les recommandations suivantes : « Après avoir inspecté le service en général, et pour s'assurer que les soins donnés aux malades ne laissent rien à désirer, que le traitement employé par chacun des officiers de santé traitants est éclairé, qu'il n'est point enfermé dans les bornes étroites d'un système ou d'une doctrine exclusive, les inspecteurs assistent aux visites des divers services ; ils suivent le praticien dans tous les détails de ses fonctions ; ils le jugent à l'œuvre, et prennent note des efforts qu'il a faits pour se tenir au niveau de la science, et pour contribuer à l'instruction de ses collaborateurs par des cours conformes aux prescriptions réglementaires. — Les inspecteurs médicaux s'assurent également, lors de leur visite des salles militaires des hospices civils, que le traitement employé par les médecins civils est éclairé. — Art. 51.

(1) Les officiers d'administration comptables ne font exécuter les prescriptions des officiers de santé traitants, qu'autant qu'elles sont conformes aux dispositions du règlement. Toute consommation non prévue est rejetable, si elle n'est autorisée par l'autorité supérieure. *Voy.* l'art. 62 du présent Formulaire. — Aux termes

18. Les prescriptions de médicaments et d'aliments sont habituellement faites à la visite du matin pour toute la journée, sauf les modifications qui pourraient être jugées nécessaires lors de la visite du soir (1) (777).

19. Les prescriptions du régime alimentaire sont toujours faites à haute voix, afin que chaque malade sache ce qui doit lui être donné en aliments (2) (784).

20. Il est interdit aux officiers de santé de formuler au lit des malades, les prescriptions devant être indiquées par les dénominations admises au Formulaire (3) (812).

21. Les prescriptions sont écrites en langue française; on ne peut se servir d'aucun caractère chimique ou pharmaceutique pour désigner les substances et les doses, et il n'est employé d'au-

---

de l'art. 20 du règlement du 1er avril 1831, le service des hôpitaux s'exécute sous la police et la surveillance immédiate des membres du corps de l'intendance militaire. Cette police s'exerce sur le personnel, le matériel et le service intérieur des établissements.

(1) *Voy.* ci-après les art. 83 et 85.

(2) *Voy.* annexe D. le tableau synoptique des formules des prescriptions alimentaires.

(3) *Les doses de chacun des médicaments sont déterminées par le Formulaire; toutefois, MM. les officiers de santé ont la faculté de les modifier selon l'indication à remplir, comme aussi les substances et les excipients, lorsqu'ils le jugeront nécessaire; il leur est néanmoins recommandé de n'en point introduire dont le nom ne figure point dans la nomenclature de la matière médicale. (Voy. la préface du Formulaire pharmaceutique.)*

tres abréviations que celles qui sont indiquées au
Formulaire (1) (788).

22. Immédiatement après la visite, le chirurgien qui l'a suivie dans chaque division, fait le relevé des prescriptions concernant le régime alimentaire. Ce relevé doit être daté et signé par
l'officier de santé qui a fait les prescriptions; il
est remis à l'officier d'administration comptable
au moins une heure avant la distribution (2) (792).

23. Au moyen des relevés des prescriptions
alimentaires faites à chaque visite, les officiers de
santé en chef établissent ou font établir un relevé

---

(1) Il serait difficile que les prescriptions fussent portées en toutes
lettres : il en résulterait une confusion peu favorable à leur bonne
exécution ; de là, la nécessité d'employer des abréviations; mais
pour éviter que chacun les fasse à sa manière, ce qui rendrait les
cahiers de visites tout à fait inintelligibles pour tous autres que ceux
qui les auraient écrits, on a adopté un système d'abréviations auquel chaque chirurgien sous-aide est tenu de se conformer. Consultez à cet égard, annexe G, l'instruction sur la tenue des cahiers
de visites.

(2) Tout ce qui concerce les prescriptions étant de la plus haute
importance, et rien de ce qui s'y rattache ne devant être négligé,
il est expressément défendu aux chirurgiens sous-aides suivant la
visite, de faire copier par des malades ou autres, les relevés des
prescriptions. (*Législation militaire*, n° 515.)

Il est inutile de faire remarquer qu'il n'est pas possible que l'on
attende les relevés des prescriptions pour remettre au cuisinier les
divers objets qui doivent être préparés ou servir à la préparation
des aliments pour la distribution du matin.—On prend pour base la
distribution de la veille, sauf à déduire, en délivrant les objets nécessaires pour les distributions suivantes, les quantités qui ont été
excédantes.

général sommaire, comprenant toutes les prescriptions alimentaires faites dans l'hôpital pendant le jour : ce relevé est signé par le médecin
et par le chirurgien en chef, et est remis à l'officier d'administration comptable, pour être produit comme pièce justificative à l'appui de l'état
mensuel de consommation ; les relevés partiels
bâtonnés sont remis à l'officier d'administration
comptable, qui les conserve jusqu'à l'apurement
définitif de ses comptes ; après quoi ils sont remis
au pharmacien en chef pour être employés comme
vieux papiers (1) (795).

---

(1) Aux termes de la circulaire ministérielle du 23 mai 1842, les
officiers de santé en chef sont tenus d'établir, chaque jour, ou de
faire établir par leurs subordonnés, le relevé général des prescriptions alimentaires. Toutefois, leurs obligations se bornent à inscrire dans les tableaux *ad hoc*, les portions de pain, de vin, de légumes et d'aliments légers ainsi que le supplément au régime alimentaire des officiers malades.

Par sa circulaire précitée du 23 mai, le Ministre recommande
aux sous-intendants militaires chargés de la surveillance administrative des établissements hospitaliers, d'exercer une active surveillance sur cette partie essentielle du service. Ils se feront représenter inopinément, dit le dernier paragraphe, et aussi souvent
que possible, le relevé général des prescriptions alimentaires ; ils
s'assureront par qui il a été dressé ; ils vérifieront ou feront vérifier
sous leurs yeux l'exactitude de cette pièce, en la comparant aux
relevés particuliers, et ceux-ci aux cahiers de visites.

Lors des inspections administratives et médicales, les relevés
des prescriptions alimentaires sont l'objet d'un examen particulier.
Les instructions, pour les inspections, contiennent à cet égard les
recommandations suivantes :

L'intendant militaire inspecteur vérifie, à l'aide des cahiers de
visites, quelques relevés des prescriptions alimentaires, et leur

24. On porte sur le relevé général des prescriptions alimentaires les aliments délivrés aux entrants du jour sur les bons du chirurgien de garde ;
ces bons sont bâtonnés et réunis aux rélevés partiels (796).

25. Le relevé général des prescriptions alimentaires doit cadrer avec la situation journalière des
malades (797).

26. Le chirurgien sous-aide attaché à la pharmacie qui a suivi la visite dans chaque division de
malades, fait immédiatement un relevé pour les
médicaments prescrits, et le remet au pharmacien
en chef, qui fait pourvoir à leur préparation et à
leur distribution. Les médicaments prescrits la
veille aux entrants ou aux autres malades , dans
le cas d'urgence, par le chirurgien de garde, sont
portés sur ce relevé (794).

27. Le pharmacien en chef établit ou fait établir par les pharmaciens aides-majors , d'après

---

concordance avec les cahiers. Ils recherchent si les relevés généraux sont établis, chaque jour, par les officiers de santé en chef
eux-mêmes, ou par les officiers de santé sous leurs ordres ; il com-
pare, au besoin, les totaux des relevés généraux d'un mois avec
les quantités inscrites sur les états mensuels de consommation, et
s'assure que le relevé général des prescriptions alimentaires de
chaque jour cadre avec le mouvement des malades : il donne les
ordres les plus précis, pour que les cahiers de visites soient tenus
d'après les prescriptions réglementaires. (Art. 57 de l'instr. du 4
mai 1843.)

Les inspecteurs médicaux vérifient, lors de leur visite, si les
relevés généraux ont été établis par les officiers de santé en chef
ou par leurs subordonnés. (Art. 30 de l'instr. du 15 mai 1844.)

les relevés vérifiés sur les cahiers de visites, le relevé général des médicaments qui ont été prescrits pendant le jour ; ce relevé est certifié par le médecin et le chirurgien en chef (798).

28. Les officiers de santé en chef sont responsables de l'exécution de toutes les dispositions qui précèdent relativement à l'exactitude des relevés des prescriptions.

Les chirurgiens attachés au service des salles ainsi que ceux employés à la pharmacie, chargés de suivre les visites, sont tenus d'écrire de leur main les relevés (1) (799).

CHAPITRE II.

RÉGIME CURATIF.—MOYENS DE PROTHÈSE ET BANDAGES PERMANENTS.—MÉDICAMENTS.—PANSEMENTS.

SECTION Ire.—*Médicaments.*

SOMMAIRE. — Médicaments internes et externes. — Exclusion de tout médicament non porté au Formulaire.—Règles d'économie pour les prescriptions des médicaments. — Objets à fournir aux pharmaciens, par les officiers d'administration comptables. — Mode pour leur délivrance. — Distribution des médicaments. — Comment administrés. —Cas où le malade ne prend pas les médicaments ordonnés.

29. Les médicaments qui servent au régime

---

(1) *Voyez* la note de l'art. 22 du présent Formulaire.

curatif se distinguent en *médicaments internes et en médicaments externes*. Ils sont indiqués dans le *Formulaire pharmaceutique* (1) (809).

30. Les médicaments portés au *Formulaire pharmaceutique* sont les seuls qui puissent être employés dans les hôpitaux militaires (2) (810).

31. Parmi les médicaments qui peuvent être employés avec une égale efficacité au traite-

---

(1) Le *Formulaire pharmaceutique* à l'usage des hôpitaux militaires date de 1839. Diverses modifications y ont été apportées. Consultez, à cet égard, la circulaire ministérielle du 11 septembre de la même année.—Consultez également, 1° la note ministérielle du 30 août 1840, qui règle qu'il sera préparé, dans les hôpitaux de perfectionnement et d'instruction, à la pharmacie centrale, à la réserve de Marseille et au dépôt de pharmacie d'Alger, de la percaline adhésive destinée à remplacer le taffetas d'Angleterre et, dans certains cas, les sparadraps adhésifs; 2° la circulaire ministérielle du 5 déc. 1840, relatives aux préparations chimiques et pharmaceutiques à exécuter dans les établissements du service hospitalier, et portant envoi de deux nomenclatures destinées à remplacer le tableau n° 4 du Formulaire; 3° la note ministérielle du 18 nov. 1842, relative à la préparation extemporanée du chlorure d'oxyde de sodium par double décomposition; 4° la note du 28 février 1843, relative à l'emploi facultatif d'une nouvelle espèce de cataplasme et d'un savon antipsorique.

(2) MM. les officiers de santé traitants sont tenus de se renfermer strictement, quant aux médicaments simples, dans les limites qui leur sont tracées par le Formulaire; ils ne peuvent modifier les formules magistrales qui s'y trouvent indiquées que dans des cas tout à fait exceptionnels; ils engageraient leur responsabilité en prescrivant, sans autorisation préalable, l'emploi de substances qui ne figurent pas au Formulaire. Il est expressément interdit aux pharmaciens comptables, d'édulcorer des tisanes qui ne sont pas désignées comme devant être sucrées ou miellées. (Circul. min. du 11 sept. 1839.)

ment des maladies, les officiers de santé doivent prescrire de préférence ceux qu'il est le plus facile de se procurer (1) (811).

32. Les pharmacies sont pourvues, par les soins des officiers d'administration comptables, des denrées ou objets de consommation nécessaires au service pharmaceutique, tels que le vin, l'h. ile, l'alcool, le sucre lumps, le lait, la toile pour sparadrap, etc.; le papier, la cire à cacheter, le fil, les aiguilles, les épingles et autres menus objets. Les denrées indiquées ci-dessus ne sont délivrées de la pharmacie aux malades que sous forme de médicaments et sur la prescription des officiers de santé (2) (813).

---

(1) Dans sa circulaire du 11 septembre 1839, le Ministre recommande aux officiers de santé traitants de réserver, pour des circonstances graves, les médicaments dont l'usage trop fréquent augmenterait le prix de la journée sans une utilité réelle.—*Voyez* également la circulaire du 20 septembre 1834, relative aux abus dans les consommations en médicaments, denrées et objets de pansement dont on fait usage pour le service des hôpitaux militaires.

(2) Le sucre lumps est seul admis dans les diverses préparations pharmaceutiques (Circul. min. du 11 sept. 1839) ; il est délivré aux pharmaciens comptables sans être enveloppé de papier et au poids net. (Circul. du 5 déc. 1840.)

La moutarde noire entière, la semence de lin entière, la semence de lin pulvérisée ne sont plus comprises dans les adjudications ni dans les marchés de gré à gré à passer pour les hôpitaux militaires de l'intérieur et de l'Algérie. Ces denrées sont portées dans les demandes de médicaments établies en exécution de l'art. 315 du règlement. (Circul. min. du 5 déc. 1840.)

L'huile d'olive est également comprise dans les demandes de médicaments. Le Ministre donne des ordres pour que l'approvision

33. Les objets mentionnés à l'article précédent sont délivrés par l'officier d'administration comptable, au fur et à mesure des besoins, sur les bons du pharmacien en chef, qui doivent indiquer les quantités en toutes lettres et être datés ; il est fait à la fin du mois un relevé de ces bons (814).

34. La distribution des médicaments est faite, le cahier à la main, par le chirurgien attaché à la pharmacie : elle a lieu deux fois par jour : le matin immédiatement après la visite, et une heure avant la distribution des aliments , pour les médicaments à prendre dans la journée ; le soir, après la distribution des aliments , pour les médicaments à prendre dans la soirée. Outre ces deux distributions, il en est fait une, s'il y a lieu, une heure avant la visite du matin, pour administrer les médicaments qui resteraient à prendre par suite des prescriptions de la veille (1) (815).

---

nement de chaque hôpital soit effectué, en temps opportun, par la réserve de médicaments de Marseille. (Circul. min. du 31 mai 1842.)

Voyez, relativement au sparadrap , la note ministérielle du 30 août 1840, citée plus haut, art. 29 du présent Formulaire. — *Voyez* également la note de l'art. 36 , relativement au service de la pharmacie.

(1) Dans les hôpitaux civils, les sœurs hospitalières distribuent les médicaments aux malades lorsqu'il n'y a pas de pharmacien. Le chapitre VIII, *Service hospitalier,* de l'instruction du 31 janvier 1840, de M. le Ministre de l'intérieur, contient à cet égard les recommandations suivantes : « Les remèdes *officinaux* doivent être « fournis par un pharmacien du dehors , car les sœurs ne peuvent « préparer que les médicaments que l'on appelle *magistraux*, et « dont la préparation est fort simple. La loi du 21 germinal an 11

35. Le chirurgien attaché à la pharmacie fait prendre au malade, en sa présence, les médicaments qui s'administrent en une seule dose ; il indique au malade, ou à l'infirmier qui en a soin, la manière dont il faut prendre ceux qui doivent être administrés en plusieurs fois.—Les médicaments distribués dans des capsules de papier, dans des pots ou dans des fioles selon leur nature, portent une étiquette indiquant leur dénomina-

---

« est formelle à cet égard, et je vous prie, Monsieur le Préfet, de « veiller avec d'autant plus d'attention à ce que ces prescriptions « soient exactement suivies, que dans quelques établissements elles « sont éludées : c'est un danger pour la santé publique qu'il faut « éloigner. La loi, qui devrait être toujours obéie, est, de plus, « dans ce cas, d'une extrême sagesse, puisque les sœurs ne peuvent « pas posséder les connaissances nécessaires pour manipuler des « médicaments composés, qui exigent souvent une grande habileté « et les soins les plus minutieux. Je me réfère, à cet égard, à la « circulaire de l'un de mes prédécesseurs, en date du 28 ventôse « an 10 (19 mars 1802), à laquelle est jointe une instruction de « l'École de médecine de Paris, sur cet objet important. »

L'instruction précitée autorise les sœurs à préparer elles-mêmes les tisanes, les potions huileuses, les potions simples, les loochs simples, les cataplasmes, les fomentations, les médecines et autres médicaments magistraux semblables, dont la préparation est si simple, qu'elles n'exigent pas de connaissances pharmaceutiques bien étendues.

Lors de leurs visites, les inspecteurs médicaux s'assurent si le sous-aide qui fait le service à la pharmacie distribue lui-même les médicaments, après les avoir bien étiquetés et numérotés, et s'il a en même temps l'attention d'expliquer aux infirmiers et aux malades les heures et les doses auxquelles les médicaments doivent être pris, ainsi que la manière dont ils doivent être employés. (Art. 23 de l'instr. du 15 mai 1841.)

tion et le numéro du lit du malade auquel ils sont destinés (1) (816).

36. En cas de refus de la part du malade de prendre le médicament ordonné, le pharmacien en tient note, et en instruit l'officier de santé à la première visite ; il est procédé de même dans le cas où quelque accident inattendu détermine le chirurgien attaché à la pharmacie à suspendre, de concert avec le chirurgien de garde, l'administration du remède prescrit (2) (817).

---

(1) Dans la vue d'éviter quelque méprise, tant de la part des malades dans l'usage qu'ils doivent faire des médicaments laissés auprès d'eux, que de la part des personnes chargées de la distribution des médicaments simples et énergiques, le conseil général des hôpitaux et hospices de Paris, a arrêté, par décision du 30 juin 1841, 1° que les substances destinées à un usage externe, et dont l'usage comme médicament exige des précautions particulières, ne pourront être délivrées que dans des vases de grès ou des flacons de verre noir, ou dans un papier jaune et portant une étiquette collée ; 2° que les tisanes, potions ordinaires, etc., ne pourront être données, les premières, que dans des vases d'étain ou de faïence ; les secondes, que dans des fioles de verre ordinaire. (Compte des recettes et dépenses de 1841, rapport du 26 oct. 1842, p. 64.) — *Voyez*, relativement à la distribution des médicaments, le dernier paragraphe de la note de l'art. 34 du présent Formulaire.

(2) Le *Formulaire pharmaceutique* (p. 260) contient, relativement aux refus des malades de prendre les médicaments prescrits, l'annotation suivante : — Si un malade refuse un médicament, le sous-aide inscrira son refus à la colonne d'observations du cahier de visites, afin que l'officier de santé traitant en soit instruit au moment où il reverra le malade. L'instruction du 15 mai 1841, pour les inspections médicales, contient, relativement au service de la pharmacie, les observations générales ci-après, art. 17. — Les inspecteurs médicaux visitent, avec le plus grand soin, la phar-

SECTION IIe. — *Pansements.*

SOMMAIRE. — Bons particuliers pour les objets nécessaires aux pansements des malades, et bains d'eaux minérales factices. — Indication qu'ils doivent contenir. — Relevés mensuels des bons ci-dessus. — Ordre à suivre pour les pansements. — Par qui les pansements sont exécutés. — Devoirs des chirurgiens à l'égard des pansements.—Obligations des chirurgiens aides-majors dans les salles des fiévreux. — Devoirs des infirmiers relativement au linge provenant des pansements.

37. Les objets nécessaires aux pansements des malades ainsi qu'à la composition des bains d'eaux minérales factices, sont délivrés sur des bons particuliers, signés, soit par les officiers de santé chargés du service des salles, soit par le chirurgien de garde pour les entrants et dans les cas urgents : les bons de ce dernier sont toujours si-

---

macie, le laboratoire et le magasin des médicaments ; ils s'assurent que les approvisionnements sont tenus au complet et proportionnés aux besoins ; que les diverses substances sont conservées dans les vases qui conviennent à leur nature, et qu'elles sont soigneusement étiquetées ; que les substances vénéneuses et les médicaments énergiques sont enfermés sous clé, et qu'on n'en laisse qu'une faible quantité en service, sous la responsabilité du chirurgien sous-aide de garde à la pharmacie ; que les préparations officinales, les mellites, la teinture d'opium, sont bien préparés. Ils font peser le sirop simple pour en apprécier la densité ; ils voient si la comptabilité est à jour et justifiée par les relevés de visite, qu'ils se font représenter, et dont ils font collationner un certain nombre en leur présence, s'ils le jugent convenable, pour en vérifier l'exactitude.

Ils s'assurent que l'infirmier attaché à la pharmacie est intelligent et exact.

gnés, à la visite du lendemain , par l'officier de santé en chef compétent. Les objets indiqués ci-dessus sont portés sur les cahiers de visites, mais pour mémoire seulement (801).

38. Les bons d'objets de pansement doivent être faits *sans ratures;* ils doivent porter les quantités en *toutes lettres*, et être datés ; la quantité de linge à pansement y est toujours indiquée au poids, avec les distinctions de *grand* et de *petit linge,* et de *linge reblanchi* (1) (802.

39. Le dernier jour de chaque mois , tous les bons d'objets de pansement sont rapportés sur deux relevés distincts, établis, l'un par le pharmacien pour les médicaments, l'autre par l'officier d'administration comptable , pour les objets de consommation. Ces relevés sont signés du médecin et du chirurgien en chef, pour être produits à l'appui des comptes du pharmacien en chef et de l'officier d'administration comptable : les bons particuliers sont annulés après totalisation (803).

40. Les pansements doivent toujours être faits avant la visite du matin ; ils sont renouvelés aussi souvent que le chirurgien en chef le juge conve-

---

(1) L'instruction du 14 août 1837, sur le service intérieur des hôpitaux d'instruction , contient, relativement aux objets de pansement, les prescriptions suivantes, art. 97.—Les sous-aides et élèves sont exercés à la préparation du linge à pansement et à celle des appareils, sous la direction d'un professeur ou d'un aide-major, et sous la surveillance du chirurgien en chef.

nable; mais autant que possible de manière à ne pas gêner les distributions (1) (818).

41. Les pansements sont exécutés par les chirurgiens chargés du service des divisions de malades, sauf les cas d'opérations majeures qui doivent être faites par le chirurgien en chef (2) (819).

42. Le chirurgien en chef tient la main à ce que les pansements ne soient commencés que lorsque tous les appareils sont prêts, afin que les plaies ne restent pas exposées à l'impression de l'air; à cet effet, les chirurgiens qui doivent suivre le pansement ont soin de tenir, dès la veille,

---

(1) L'instruction du 15 mai 1841, sur les inspections médicales, contient, relativement aux pansements, les prescriptions suivantes : — Les inspecteurs médicaux s'informent si les pansements sont faits régulièrement, si les saignées sont pratiquées et les topiques appliqués aux heures prescrites; si le chirurgien aide-major en surveille l'exécution; si surtout il dirige les chirurgiens sous-aides dans le service chirurgical des divisions de fiévreux, et s'il rend un compte journalier au médecin traitant. (Art. 27.)

Aux termes de l'instruction du 14 août 1837, sur le service intérieur des hôpitaux d'instruction, les élèves sont tenus de faire les pansements, concurremment avec les sous-aides, sous la direction d'un sous-aide chef de clinique, dans chaque service, et sous la surveillance des aides-majors. (Art. 96.)

(2) Aux termes de l'art. 123, règlement du 1er avril, les chirurgiens attachés aux corps de troupes peuvent être requis par les intendants et sous-intendants militaires, pour des opérations à faire à des militaires malades dans les hospices civils et pour le traitement qui en est la suite. S'il y a plusieurs corps dans la même place, le chirurgien-major du corps auquel appartient le militaire a la préférence.

les appareils préparés et suffisamment garnis de
bandes, compresses et onguents (1) (820).

43. Dans les salles de fiévreux , les chirurgiens
aides-majors sont spécialement chargés, le ce qui
concerne le service de la chirurgie; ils veillent
à ce que les saignées soient faites et les topiques
appliqués aux heures prescrites; ils sont, à cet
égard , aux ordres des médecins chargés du service, et ils leur rendent compte de tous les cas
extraordinaires (2) (821).

44. Les infirmiers qui suivent les pansements
ont soin de recueillir, dans des paniers, le linge,
les bandes et les compresses qui ont servi au pansement précédent; ils les déposent ensuite dans
des baquets destinés à cet usage , et dont l'eau est
renouvelée deux fois par jour , pour être ensuite
lessivés et remis en service sous la dénomination
de *linge reblanchi* (822).

---

(1) Le chirurgien en chef doit s'assurer de temps en temps que
que les instruments de chacun de ses subordonnés sont en bon état.
(Loi du 3 ventôse an 2.)—Les inspecteurs médicaux, lors de leurs
tournées, visitent, les uns après les autres, les appareils des sous-
aides ou des élèves; ils s'assurent que les armoires sont bien tenues
et qu'elles renferment tous les objets de pansement et les bandages
préparés pour les cas accidentels; ils examinent la trousse et le
lancetier dont chaque sous-aide doit être pourvu, et s'assurent du
parfait entretien des instruments qni les garnissent. (Art. 24 de
l'instr. min. du 15 mai 1841.)

(2) L'art. 27 de l'instruction du 15 mai 1841, pour les inspections
médicales est explicite, relativement aux devoirs des chirurgiens
aides-majors. *Voy.* la note de l'art. 41 du présent Formulaire.

SECTION IIIe.—*Moyens de prothèse et bandages permanents.*

SOMMAIRE. — Bons de jambes de bois, béquilles, bandages, etc.— Bons de bandages herniaires pour les militaires présents au corps ainsi que pour ceux voyageant isolément. — Conditions auxquelles sont faites les fournitures de bandages. — Feuilles de retenues pour fournitures imputables. — Distribution de bandages à des individus étrangers au département de la guerre. — Classement des dépenses.

45. Il peut être délivré des jambes de bois, des béquilles et des bandages herniaires, *aux militaires traités dans les hôpitaux*, soit pendant leur séjour à l'hôpital, soit au moment de leur sortie; ces fournitures ont lieu sur des bons individuels, indiquant le nom, le grade et le corps du militaire. Ces bons doivent être signés par le chirurgien en chef, et visés, pour autorisation de distribution, par le sous-intendant militaire (804).

46. Des bandages herniaires peuvent aussi être délivrés, par le service des hôpitaux, *aux sous-officiers et soldats présents au corps*, sur les bons du chirurgien-major, au bas desquels le sous-intendant militaire autorise la fourniture (1).

____

(1) Le nombre des bandages délivrés annuellement à des militaires présents à leur corps étant peu considérable, le Ministre, considérant, d'ailleurs, que les conseils d'administration éprouvaient des difficultés pour se les procurer bien conditionnés et à des prix convenables, a arrêté, par décision du 21 juin 1844, que les bandages herniaires nécessaires aux hommes présents au corps, seront fournis par le service des hôpitaux.—*Voy.* les observations générales à la suite de l'art. 50.

46 *bis.* Il peut également être délivré des bandages herniaires, par le service des hôpitaux, *aux sous-officiers et soldats voyageant isolément,* sur les bons des chirurgiens en chef des hôpitaux, au bas desquels le sous-intendant militaire autorise la fourniture, ainsi qu'il est dit ci-dessus. Dans ce cas, mention en est faite sur la feuille de route et sur les livrets de ces militaires (1) (805).

47. Les fournitures mentionnées aux articles ci-dessus, sont faites à *titre gratuit* et au compte du service des hôpitaux, aux sous-officiers et soldats qui les reçoivent pour la première fois, et à ceux qui, en ayant déjà reçu, en demandent de nouveaux, parce que les anciens se trouvent entièrement usés; mais, dans ce dernier cas, il faut que les objets dont le remplacement est nécessaire soient représentés : à défaut de cette production, la valeur en est portée en imputation, au prix du tarif, si les fournitures sont faites par les hôpitaux militaires, et au prix d'achat si elles sont faites par les hôpitaux civils, sur la masse individuelle du militaire. Ces fournitures sont inscrites tant sur le livret de l'homme que sur son billet de sortie ou sa feuille de route, suivant la position dans laquelle il se trouve (1) (806).

48. Lorsque les fournitures mentionnées aux

---

(1) Modifié dans le sens de la note ministérielle du **16** novembre 1842. (*Voir* l'art. 50.)

articles précédents donnent lieu à imputations,
il est établi une feuille de retenue pour la valeur
de ces objets. Cette feuille, appuyée du bon du
chirurgien, au bas duquel le militaire a mis son
reçu, et arrêtée par le sous-intendant militaire
chargé de la police de l'hôpital, est adressée avec
les feuilles nominales.

Le montant des feuilles dont il s'agit est versé,
par les corps, dans les caisses publiques, et les
récépissés sont adressés, par les soins des intendants divisionnaires, au Ministre de la guerre (1)
(*Bureau des hôpitaux*) (Art. 807).

49. Les fournitures mentionnées aux articles
précédents, faites à des individus étrangers au
ministère de la guerre, dont l'admission dans les
hôpitaux est autorisée en exécution des art. 640
et 644, ont toujours lieu, à charge du remboursement de leur valeur (2). Le montant de ces li-
vraisons est compris dans le décompte à établir
sur les feuilles nominales de ces individus, en
exécution de l'art. 770 (808).

50. Les fournitures de bandages herniaires,

---

(1) Modifié dans le sens de la note ministérielle du 16 novembre
1842. (*Voir* l'art. 50.)

(2) Les individus étrangers au département de la guerre, dont
l'admission dans les hôpitaux est autorisée par les articles précités
640 et 644, sont les militaires jouissant d'un traitement de réforme
ou d'une pension de retraite ; les marins, les employés des douanes
et les agents des forêts, etc. L'admission des agents des forêts a
été autorisée par décision ministérielle du 12 avril 1844.

nécessaires aux sous-officiers et soldats, *en traitement dans les hôpitaux militaires*, faites à ceux de ces militaires qui les reçoivent pour la première fois, ou qui en ayant déjà obtenu, en demandent de nouveaux, parce que les bandages de première mise, qu'ils doivent représenter, se trouvent entièrement usés, sont portées en consommation au chapitre III (*pansements et médicaments*), du compte général d'exercice (1).

Le montant des fournitures de bandages herniaires, faites à des sous-officiers et soldats, en traitement dans les hôpitaux militaires, qui, en ayant déjà reçu, ne peuvent pas représenter les bandages dont ils demandent le remplacement, est imputé au prix du tarif, sur leur masse individuelle, ainsi que le prescrit l'art. 47. Ces fournitures figurent, dans les écritures des officiers d'administration comptables, parmi les objets livrés à *des services étrangers* (2).

Les fournitures de bandages faites à titre de première mise, ou en remplacement d'objets usés et représentés, *aux sous-officiers et soldats présents au corps ou voyageant isolément*, sont portées en sortie, par les officiers d'administration comptables, *aux causes diverses* (3).

---

(1) Note ministérielle du 16 novembre 1842, 1er paragraphe.

(2) Note ministérielle du 16 novembre 1842, 2e paragraphe.

(3) Note ministérielle du 16 novembre 1842, 3o paragraphe et 2e paragraphe de la circulaire ministérielle du 21 juin 1844.

Si les bandages usés ne sont pas représentés, la valeur de ceux qui sont distribués est imputée sur la masse individuelle. Ces fournitures figurent, dans les écritures des officiers d'administration comptables, dans les objets livrés à *des services étrangers*.

Dans les hôpitaux civils, les administrateurs portent les fournitures mentionnées ci-dessus, en dépense extraordinaire, à la suite des relevés numériques, et au prix d'achat (1).

----

(1) Note ministérielle du 16 novembre 1842, 3ᵉ paragraphe.

Observations générales. — Par décision du 2 avril 1810, le Ministre avait arrêté que tous les bandages fournis à des militaires appartenant à des corps, seraient payés par les corps, quelle que fût la position des hommes auxquels ils seraient délivrés. « L'in- « struction du 26 novembre 1806, dit cette décision, n'exige pas « le remboursement de la valeur des bandages délivrés aux mili- « taires malades dans les hôpitaux, et se borne à le prescrire pour « ceux voyageant isolément qui ne sont pas susceptibles d'un « traitement spécial ou d'hôpital. Cette distinction doit disparaître, « parce qu'elle est contraire aux intérêts du gouvernement et peut « donner lieu à des abus, les corps se trouvant intéressés, pour « éviter de payer le montant des bandages, à faire admettre comme « malades, les hommes auxquels des bandages peuvent être néces- « saires ; en conséquence, etc. »

Dans le même but, le Ministre, par ses décisions des 16 nov. 1842 et 21 juin 1844, a arrêté que tous les bandages fournis à des militaires appartenant à des corps, seront payés par le service des hôpitaux, *quelle que soit la position* des hommes auxquels ils seront délivrés, sauf les cas d'imputation mentionnés en l'art. 47 de la présente section.

Cette section se résume ainsi qu'il suit : Les bandages herniaires sont délivrés, à titre gratuit, et au compte du service des hôpitaux, 1° aux sous-officiers et soldats, *en traitement, présents au corps*

CHAPITRE III.

RÉGIME ALIMENTAIRE.—LIVRAISON DES ALIMENTS A LA DÉPEN-
SE, PESÉE DE LA VIANDE.—DISTRIBUTION DES ALIMENTS.

—

SECTION Ire (1).

SOMMAIRE. — Aliments ordinaires, potages, aliments légers.— Aliments particuliers pour les officiers.—Prescriptions en aliments.
—Prescriptions simultanées ou par remplacement.—Distinction

---

ou *voyageant isolément*, qui les reçoivent pour la première fois ;
2° aux sous-officiers et soldats dans les mêmes positions qui, en
ayant déjà obtenu, en demandent de nouveaux, à charge, toutefois, par ces militaires, de représenter les bandages usés dont ils
demandent le remplacement. — Ces fournitures sont portées en
sortie, savoir : *pour les hommes en traitement*, dans le chap. III
du *Compte général d'exercice, pansements et médicaments au titre
des consommations*, et pour ceux *présents au corps* ou *voyageant
isolément, aux causes diverses du même compte.*

Si les bandages usés ne sont pas représentés, la valeur de ceux qui
sont délivrés est imputée sur la masse individuelle. Ces fournitures
sont alors portées en sortie, dans les écritures des comptables,
parmi les objets délivrés à des services étrangers.

(1) Tout ce qui concerne le service des consommations dans les
établissements hospitaliers est d'une importance d'autant plus
grande, qu'il est difficile de justifier les opérations de la comptabilité en matières d'une manière aussi rigoureuse que celle de la
comptabilité en deniers. Celle-ci, en effet, dit M. le Ministre de
l'intérieur, dans son instruction du 31 janvier 1840, « a directement
« affaire, soit au débiteur, soit au créancier ; elle donne quittance

de trois régimes alimentaires.—Régime gras.—Variété dans le régime gras.—Combinaison de viande et de légume au repas du soir.—Choix des légumes. — Régime maigre. —Diète. — Temps pendant lequel on peut prescrire la portion entière. — Cas de dérogation aux règles ci-dessus. — Aliments à délivrer aux sortants guéris. — Chirurgien et officier d'administration de garde nourris à l'hôpital.—Nourriture des infirmiers.—Remplacement du vin par le cidre ou la bière pour les infirmiers.

1re *Classe de consommateurs.*

Malades.

50 *bis.* Le régime alimentaire se compose d'aliments ordinaires, de légumes, de potages et d'aliments légers, conformément au tarif E 3 (1).

Les aliments ordinaires sont le pain, la viande et le vin (2).

« à la partie versante ou la reçoit de la partie prenante, et sa jus-
« tification est complette aux yeux de tous : mais la comptabilité
« matière ne peut agir de la même manière. Le comptable, lors-
« qu'il distribue des denrées qui doivent servir à la consommation,
« n'a pas directement affaire à celui qui consomme. Les véritables
« parties prenantes sont ici les malades, et il est évident qu'on ne
« peut leur demander de quittance pour les objets qu'ils consom-
« ment. »

(1) Les potages consistent, ainsi que l'indique le 4e paragraphe du présent article, en riz, vermicelle, pâtes féculentes, bouillies, soupes maigres et soupes au lait. (Note ministérielle du 7 août 1844.)

(2) Dans le langage ordinaire, les aliments dits *ordinaires* sont le pain, la viande et le vin : mais dans le langage *hospitalier,* le vin, ainsi que l'indique d'ailleurs le 2e paragraphe de l'art. 52 ci-après, n'en fait point partie. Sous l'ancienne législation, le vin étant délivré aux malades dans la proportion des quantités prescrites en aliments solides, les aliments ordinaires étaient le pain, la viande

Les légumes comprennent, 1° les légumes frais, tels que pommes de terre, carottes, navets; 2° les légumes secs, tels que lentilles, pois, haricots secs.

Les potages consistent en riz, vermicelle, pâtes féculentes, bouillie, panades, soupes maigres et soupes au lait.

Les légers aliments sont les œufs, le poisson frais, les pruneaux, le raisin frais, les pommes cuites et le lait simple (1) (823 modifié).

51. Les aliments ordinaires, les potages, les légumes et les aliments légers sont les mêmes pour les officiers que pour les sous-officiers et soldats; mais il est accordé aux officiers, à titre d'amélioration de traitement, un supplément détaillé au tarif cité en l'article précédent, et dont la dépense est justifiée par un état spécial (2) (824).

---

et le vin. La prescription *demie*, par exemple, dont le signe conventionnel est une M comprenait 50 cent. bouillon gras, 70 gr. de viande, 187 gr. 50 de pain et 12 c. de vin. Aujourd'hui, cette même lettre ne comprend que 50 cent. de bouillon, 70 gr. de viande et 187 gr. 50 de pain. Le vin est toujours prescrit séparément et indépendamment de tout autre aliment.

(1) Aux termes de la note ministérielle du 7 août 1844, le poisson ne doit pas être prescrit indistinctement dans tous les établissements hospitaliers. La consommation en est toujours exceptionnelle, et doit être autorisée spécialement par le ministre. Il est bien entendu qu'il ne s'agit que des hôpitaux militaires.

(2) Les aliments particuliers pour les officiers sont les rôtis, les ragoûts, la volaille, le poisson frais, la morue salée; les légume frais, tels que pois, fèves, haricots nouveaux, haricots verts,

52. Le pain et la viande sont prescrits ensemble pour chaque malade et pour chaque repas du matin et du soir, par portion, trois quarts de portion, demi-portion, quart de portion (1). Le bouillon est toujours implicitement compris dans la proportion d'un demi-litre par homme et par repas dans la prescription des aliments ordinaires, quelle qu'en soit la quotité. Toutefois, lorsqu'il est prescrit des potages, ils tiennent lieu de bouillon (2). Le pain pour la soupe est prélevé sur la quantité comprise dans les prescriptions.

---

choux-fleurs, oseille, épinards, chicorée, asperges, salsifis, artichauts. *Voy.*, au surplus, le tarif E 3 ci-annexé.

Aux termes de la note ministérielle du 7 août 1843, le régime ordinaire des officiers se compose, comme celui des soldats, auquel on ajoute par distribution, un aliment particulier à portion entière ou deux aliments particuliers chacun à demi-portion. Toutefois, lorsqu'il est prescrit des aliments légers aux officiers, ce ne peut être qu'en remplacement des aliments dits particuliers. La circulaire ministérielle du 18 septembre 1833, à laquelle la note précitée du 7 août renvoie, est explicite à cet égard. La prescription des uns exclut celle des autres, dit cette circulaire, et la prescription simultanée de deux espèces d'aliments particuliers exclut, relativement à chaque espèce, la portion entière pour n'admettre que la demi-portion.

(1) Lorque les officiers de santé jugent convenable d'ajouter aux aliments ordinaires, d'après les règles établies aux articles 55 et 57, un légume ou un aliment léger, la viande est prescrite séparément : exemple, demi-bœuf-légumes : demi-bœuf-pruneaux, etc., *Voyez* à cet égard, le tableau synoptique des formules, annexe D.

(2) La note ministérielle du 7 août 1843 est explicite à cet égard. Les potages, dit cette note, seront toujours prescrits en remplacement des bouillons gras ou maigres, et jamais en même temps. Ces

Le vin est prescrit séparément, et indépendamment de tout autre aliment, par portion, trois quarts de portion, demi-portion, quart de portion.

Les potages, les légumes et les aliments légers sont prescrits par portion et demi-portion (1).

Il en est de même pour les aliments particuliers pour les officiers (2) (825).

53. Les aliments indiqués au tarif E 3 sont prescrits, soit simultanément, soit en remplacement les uns des autres, d'après les règles établies ci-après (3) (826).

54. On distingue, dans les hôpitaux militaires, trois sortes de régimes alimentaires, savoir : le *Régime gras*, le *Régime maigre*, la *Diète* (827).

55. Le *régime gras* (4) se compose d'aliments

---

aliments sont exclusivement destinés aux hommes au quart de portion de pain et au-dessous.—Le malade trempe lui-même sa soupe avec le bouillon qui lui est délivré.—(Note ministérielle du 26 juillet 1844.)

(1) Aux termes de la note ministérielle du 7 août 1843, les potages peuvent être prescrits à demi-portion pour les malades à la diète de pain seulement : pour les hommes au quart et à la portion soupe, ils sont distribués en portion entière ; toutefois les panades peuvent être prescrites en demi-portion : elles sont toujours distribuées en demi-portion pour les hommes à la *soupe*.

(2) *Voyez* la note de l'article 51 et la circulaire ministérielle du 18 septembre 1833, relativement aux aliments particuliers des officiers, annexe C.

(3) *Voyez* la note de l'art. 55 et le tableau synoptique des formules, annexe D.

(4) Le *régime gras*, dans l'acception générale de ce mot, comprend

ordinaires, dans la proportion prescrite par les officiers de santé, qui peuvent y ajouter, quand ils le jugent convenable, un légume ou un aliment léger, pour les malades à la demi-portion et au-dessous. Dans ce cas, la portion de viande cuite peut ne pas être donnée avec le légume ou l'aliment léger, si les officiers de santé jugent à propos de la retrancher (1).

Les malades au régime gras comptent pour les quantités de viande à mettre à la marmite, le matin et le soir, sauf les exceptions mentionnées aux art. 57 et 60 (2) (628).

---

7 degrés d'alimentation, savoir : 1° *Diète bouillon gras* avec ou sans aliment léger ; 2° *Diète potages au gras* avec ou sans aliment léger ; 3° les aliments solides subdivisés en 5 degrés, portion dite *soupe, quart, demie, trois quarts, portion entière.*

(1) Les légumes, le poisson et les aliments légers sont distribués en *demi-portion*, lorsque ces aliments sont prescrits *simultané-ment* avec la viande. Lorsqu'ils sont prescrits en *remplacement* de la viande, ils sont distribués en *portions entières* ou en deux *demi-portions*, excepté les légumes, qui sont distribués en *demi-portions* pour les malades au quart et au-dessous. — Pour les malades à la portion dite soupe de pain, le poisson est distribué en demi-portions.—*Voyez* le tableau des formules et la note ministé-rielle du 7 août 1843, annexes A et D.

(2) Les malades au *régime gras* soumis à l'un des 6 degrés d'ali-mentation désignés ci-après, comptent seuls pour les quantités de viande à mettre à la marmite, savoir : 1° *Diète potages gras* avec ou sans aliment léger ; 2° aux 5 degrés d'aliments solides, portion dite *soupe, quart, demie, trois quarts, portion entière.*—Les malades au 1er degré d'alimentation *diète bouillon gras*, avec ou sans aliment léger, ne participent point à la pesée. (Note ministérielle du 7 août 1844.) *Voy.* au surplus l'art. 60.

56. Les officiers de santé peuvent, quand ils le jugent convenable, prescrire du mouton ou du veau grillé ou apprêté, en remplacement du bœuf, aux malades au régime gras, qui sont à la demi-portion et au-dessous.

Dans ce cas, le mouton ou le veau est prélevé sur les 250 grammes de viande crue à mettre à la marmite (1) (829).

57. Les officiers de santé peuvent aussi, quand ils le jugent convenable, prescrire au repas du soir, des légumes avec la viande, aux malades qui

---

(1) Le dernier § de l'art. 829 portait ce qui suit : « Dans ce cas, le mouton ou le veau est compris dans la pesée et grillé ou apprêté *après cuisson* dans la marmite. Aux termes de la note ministérielle du 7 août 1843, le mouton ou le veau doit être prélevé sur les 250 grammes de viande *crue*.

Cette modification, d'ailleurs très importante, puisqu'elle permet de donner aux malades une alimentation substantielle (qu'il soit permis de rappeler ici l'aphorisme du spirituel auteur de la *Physiologie du goût :* Le bouilli est de la viande sans son jus), réduit les quantités de viande à mettre à la marmite. D'après des expériences faites récemment en Angleterre, pour connaître l'étendue de la perte que les viandes éprouvent par la cuisson, la viande soumise au rôtissage perd un tiers de son poids environ. Les côtelettes étant de 75 grammes pour les hommes à la *demie* et de 50 grammes pour les hommes au *quart*, les prélèvements à faire sur la viande crue, sont dans les proportions suivantes :

Pour les malades à la demie, 112 grammes, perte par la cuisson, 37 grammes, reste 75 grammes.

Pour les malades au quart, 75 grammes, perte par la cuisson, 25 grammes, reste 50 grammes.

Les quantités de viande à mettre à la marmite, se trouvent donc réduites, savoir : à 138 grammes pour les malades à la *demie;* à 175 grammes pour les malades au *quart.*

sont à la portion entière ou aux trois quarts de portion (1). Dans ce cas, ces malades ne comptent que pour moitié des quantités de viande à mettre à la marmite pour la distribution du soir, et ne reçoivent cet aliment que dans la proportion de la demie, s'ils sont à la portion entière, et de 50 grammes s'ils sont aux trois quarts (830).

58. Les officiers de santé chargés du traitement se consultent entre eux, et avec l'officier d'administration comptable, sur le choix des légumes à prescrire, afin que ce soit, autant que possible, ceux qui abondent le plus sur le marché (2) (831).

---

(1) Les légumes, pour ces malades, sont distribués à portion entière, ils sont toujours prescrits simultanément avec la viande.— *Voyez* le tableau des formules, annexe D.

(2) A l'instar de ce qui a lieu à l'Hôtel royal des Invalides, dans les grands établissements hospitaliers de la capitale, dans les hôpitaux de la marine, MM. les officiers de santé en chef, de concert avec l'officier d'administration comptable, pourraient dresser à l'avance l'état des denrées à mettre en consommation, et déterminer chaque jour l'espèce de légumes, de potages, d'aliments légers, et d'aliments particuliers à livrer à la cuisine. Les denrées qui sont de nature à se remplacer réciproquement, seraient mises en consommation alternativement, de manière que les comestibles du prix le plus élevé ne soient pas mis en consommation plus souvent que ceux du prix le plus bas; il serait facile, sous ce rapport, de concilier le bien-être des malades avec les intérêts de l'administration. Les *menus* seraient variés autant que possible; ils pourraient être établis pour huit ou quinze jours. En réduisant le nombre des préparations culinaires, ce qui importe surtout dans les hôpitaux temporaires des armées, un tableau des menus faciliterait l'exécution du service.

L'opération matérielle et positive des prescriptions alimentaires

59. Le *régime maigre* se compose, à chaque repas, indépendamment du pain, d'un bouillon maigre, ou d'une soupe maigre, ou au lait, ou d'un potage au lait ou au beurre, et d'un légume ou d'un aliment léger. Les malades au régime maigre ne comptent ni le matin ni le soir pour les quantités de viande à mettre à la marmite (1).

Dans le cas où un malade, entré la veille au soir, est mis au régime maigre à la visite de l'officier de santé, on doit déduire de la pesée du soir la viande qui a dû être mise pour lui à la pesée du matin, conformément à l'art. 68 ci-après (832).

---

exige quatre choses toutes quatre corrélatives, le bien-être des malades, la régularité dans les dépenses, la bonne tenue des cahiers de visite, la célérité dans les distributions; sous ce point de vue administratif, les menus paraissent devoir contribuer à établir un mode de comptabilité simple, d'une vérification facile, permettant de suivre le mouvement des consommations, ce qui est un objet non moins important, car l'état de guerre qui est pour les services civils l'état éventuel, est pour les administrations militaires, l'état naturel.

(1) Les malades au *régime maigre* peuvent être soumis à l'un des cinq degrés d'alimentation qui suivent : 1° diète bouillon maigre ou soupe maigre avec ou sans aliment léger ; 2° diète potage maigre ou au lait *id.*; 3° aux aliments solides subdivisés en trois degrés, portion *soupe*, *quart* et *demie*. Le malade qui reçoit un aliment léger, sans bouillon ni potage est également considéré comme au maigre. — Les malades aux trois quarts et à la portion entière sont toujours au régime gras.

Aux termes de la note ministérielle du 7 août 1843, les légumes sont toujours assaisonnés avec du bouillon gras ou des jus de viande.

Le pain pour les soupes maigres et les soupes au lait, est pris à la dépense en dehors de celui qui peut être prescrit aux malades.— (Note ministérielle du 26 juillet 1844.)

60. La *diète* exclut tout aliment solide; elle admet le nombre de bouillons jugé nécessaire, et le vin dans les quotités déterminées; les officiers de santé peuvent cependant, quand ils le jugent nécessaire, prescrire aux malades à la diète un aliment léger avec ou sans bouillon, ou un potage avec ou sans aliment léger. Les malades aux potages *gras* comptent seuls pour les quantités de viande à mettre à la marmite le matin et le soir (1) (833 modifié).

61. A moins de circonstances extraordinaires, dont il doit être rendu compte au sous-intendant militaire, les officiers de santé ne doivent pas prescrire à un malade la portion entière d'aliments ordinaires pendant plus de trois jours.

Cette disposition n'est cependant pas rigoureusement applicable aux hôpitaux d'eaux minérales, dont les officiers de santé en chef peuvent prescrire la portion entière aux malades auxquels ils le jugent nécessaire, en en prévenant le sous-intendant militaire (834).

---

(1) La diète comprend quatre degrés d'alimentation, savoir :

1° Diète absolue ;

2° Diète avec aliment léger, sans bouillon ni potage ;

3° Diète bouillon gras ou maigre avec ou sans aliment léger ;

4° Diète potage au gras, au maigre ou au lait, avec ou sans aliment léger. (*Voir, relativement au* 2° *degré, le régime maigre.*)

Aux termes de la note ministérielle du 26 juillet 1844, les légers aliments qui peuvent être prescrits aux malades dans l'une des positions ci-dessus indiquées, sont les *pruneaux* et les *pommes cuites.*

62. Lorsque des cas extraordinaires motivent des dérogations aux règles prescrites par les articles précédents, les officiers de santé en chef en donnent connaissance au sous-intendant militaire, dans un rapport motivé qui est transmis au ministre de la guerre (bureau des hôpitaux), lequel statue sur son contenu, après avoir pris l'avis du conseil de santé des armées.

S'il y a urgence, l'intendant militaire ou le sous-intendant peuvent autoriser provisoirement les dérogations demandées par les officiers de santé, lesquels doivent, dans tout autre cas, se conformer strictement aux dispositions de la présente section (1) (835).

Les aliments à délivrer aux sortants en santé sont spécialement indiqués au tarif E 3 du régime alimentaire (2) (836).

---

(1) Les fonctionnaires de l'intendance militaire sont les délégués du ministre de la guerre, spécialement chargés de surveiller tous les services administratifs militaires. A ce titre, lorsque les lois, arrêtés ou règlements peuvent n'avoir pas tout prévu, c'est à eux qu'il appartient de prendre, prescrire et faire exécuter les mesures que les circonstances et le bien du service peuvent commander, sauf à eux à rendre compte, sur-le-champ, de celles que l'urgence du moment ne permettrait pas de soumettre, à l'avance, à l'approbation du ministre. (Circulaire du 21 germinal an 12. — *Voy.* également l'ordonnance royale du 18 septembre 1822.)

(2) Les aliments dont il s'agit se composent d'une portion de pain de 375 grammes et d'une portion de vin de 25 cent. (Décision ministérielle du 21 mars 1806.) Cette distribution est faite aux seuls malades externes. Il n'est fait aucune distribution d'aliments le jour de la sortie aux militaires traités dans les hôpitaux du lieu de la

2ᵉ *Classe de consommateurs.*

Infirmiers.

63. La ration journalière de chaque infirmier se compose d'une portion entière d'aliments ordinaires à chacun des deux repas du matin et du soir (1) (837).

---

garnison, attendu qu'ils sont compris sur les états de revues du corps et payés de leur solde à partir de ce jour-là même inclusivement. (Décis. du 30 vendémiaire an 11.) La viande n'est point comprise dans la distribution, parce que les sortants sont exclus de la pesée qui se met à la marmite pour la distribution du matin. (Décision précitée du 21 mars 1806.)

Conformément à la législation qui régit le service des salles militaires dans les hôpitaux civils, il est alloué aux commissions administratives 30 cent. pour cette distribution.

(1) Dans la vue de diminuer les restants en viande cuite, le ministre a implicitement arrêté, par l'adoption d'un nouveau modèle de relevé général des prescriptions alimentaires, qu'il peut être opéré une réduction sur la viande à mettre à la marmite. A la suite du tableau indiquant les consommateurs participant à la pesée, on trouve l'annotation suivante : *A déduire sur la viande à mettre à la marmite pour les malades ou pour les infirmiers.* Dans plusieurs hôpitaux on a cru devoir faire porter la réduction sur les quantités allouées aux infirmiers, afin de pouvoir végétaliser leur régime alimentaire. Les infirmiers reçoivent pour le repas du soir, une portion de viande apprêtée avec des légumes. Ils ne comptent alors dans la pesée que pour 125 ou 150 grammes par infirmier.—Voici à titre de simple renseignement les bases qui avaient été adoptées à cet égard sous l'administration de M. le comte de Cessac, ministre de l'administration de la guerre. Ensuite d'une décision ministérielle du 16 février 1809, dans les hôpitaux dont le mouvement journalier s'élevait au-dessus de 500 malades, les infirmiers ne devaient point faire nombre pour la quantité de viande à mettre à

64. Le vin peut, suivant les localités, être remplacé, dans la ration des infirmiers, par du cidre ou de la bière, dans une proportion double de celle du vin (838).

3ᵉ *Classe de consommateurs.*

Officiers de santé et officiers d'administrations de garde.

65. Les chirurgiens et les officiers d'administration, lorsqu'ils sont de garde dans les hôpitaux, sont nourris aux frais de l'établissement, et reçoivent, à cet effet, la portion entière des officiers, telle qu'elle est réglée par le tarif du régime alimentaire : ils ne perçoivent pas, dans ce cas, les rations de vivres auxquelles ils pourraient avoir droit sur le pied de guerre ou de rassemblement (1) (Art. 118 et 194).

---

la marmite ; dans les hôpitaux de 400 à 500 on devait ajouter seulement, un quart de ration de cette même fourniture pour chaque infirmier : cette proportion devait être d'un tiers à l'égard des mêmes employés, dans les hôpitaux de 3 à 400 malades, et dans ceux de 2 à 300 d'une moitié de ration ; enfin, de la totalité dans les hôpitaux dont le mouvement journalier moyen était de 200 malades et au-dessous. Ces dispositions sont tombées en désuétude, l'expérience ayant démontré que les réductions ne sauraient être l'objets de règles fixes.

(1) Les officiers de santé et les officiers d'administration de garde doivent consommer leurs portions d'aliments dans l'hôpital même, sans pouvoir admettre personne à y prendre part, ni en emporter une partie au dehors pour quelque motif que ce soit. (Circulaire du 18 septembre 1833.) *Voyez* relativement à la composition du régime alimentaire des officiers dont il s'agit, l'art. 51 et la circulaire ministérielle précitée du 18 septembre 1833, annexe C.

SECTION II.— *De la livraison des aliments à la dépense, des pesées de la viande et de sa mise à la marmite.*

SOMMAIRE. — Pain et viande livrés à la dépense. — Pesées de la viande. — Pesée de la viande pour la distribution du matin. — Pesée de la viande pour la distribution du soir. — Viande pour les officiers de santé et officiers d'administrations de garde. — Dépôt de la viande après la pesée. — Addition pour les malades entrés après la pesée. — Mise de la viande à la marmite. — Eau à mettre à la marmite. — Cadenas et clés des marmites. — Factionnaire à la marmite. — Dégustation des aliments par les officiers de santé en chef.

66. Le pain et la viande sont livrés chaque jour à la dépense, dans les proportions déterminées, suivant l'effectif des malades et des infirmiers (1) (839).

---

(1) Les denrées sont rendues et livrées à l'hôpital aux frais du fournisseur : la viande et le pain sont reçus en présence de l'officier d'administration chargé de la dépense, de celui de garde et du sergent de planton. Ces deux objets, ainsi que toutes les autres denrées qui entrent dans la composition du régime alimentaire, sont soumis à l'inspection des officiers de santé en chef, qui s'assurent s'ils réunissent toutes les conditions propres à l'usage des malades.—Cette vérification a lieu immédiatement pour la viande et le pain, et dans les 24 heures au plus tard pour tout le reste. (Art. 27 de l'instruction du 14 août 1837.)

Le ministre considérant que le taux de blutage fixé à 22 p. °/₀ par le règlement du 1ᵉʳ avril 1831, produisait un aliment qui laissait à désirer pour la nourriture des malades, la fidélité de l'extraction étant difficile, sinon impossible à vérifier, au moment de la réception du pain, a arrêté que le pain à mettre en adjudication sera au moins égal en qualité à celui que consomme la classe aisée de la ville. MM. les officiers de santé en chef auront désormais dans la qualité du pain qu'ils consomment eux-mêmes, le point

67. Les pesées de la viande sont faites en présence du sous-officier de planton, auquel l'officier d'administration comptable fait remettre un état sommaire du nombre des consommateurs, indiquant les malades au régime gras qui participent à la pesée, ainsi que les quantités de viande qui doivent être mises à la marmite, conformément aux art. 55, 56, 57, 60 et 70 (1) (840).

68. La pesée de la viande, pour la distribution du matin, est faite la veille, à sept heures du soir ; elle se compose de 250 grammes, pour chaque malade et infirmier présent (2), moins les malades

---

de comparaison qui leur serviva à prononcer, sans hésitation, la réception ou le rejet du pain d'hôpital. (Circulaire ministérielle du 17 juillet 1843.)

(1) *Voyez* relativement à la pesée de la viande la note de l'art. 66. —Il faut, dans la réception de la viande, exiger du fournisseur que le nombre des quartiers de derrière égale toujours celui des quartiers de devant, car on serait lésé en laissant excéder le nombre de ces derniers.

(2) Lorsque le nombre des infirmiers militaires attachés à un hôpital excède de 20 hommes les besoins du service, ils cessent de recevoir les vivres de l'hôpital. Ils touchent la solde déterminée pour cette position par le tarif n° 31 joint à l'ordonnance du 5 décembre 1840 (solde de présence sans vivres d'aucune espèce), et ils vivent à l'ordinaire, où ils versent, savoir : les sous-officiers 68 cent. hors Paris et 78 cent. à Paris ; les caporaux et soldats 63 cent. hors Paris et 73 cent. à Paris. Les fonds de cet ordinaire pourvoient à l'achat du pain, du bois, de la viande, etc., la disposition qui alloue aux sous-officiers et soldats des garnisons de Lyon, Marseille et Toulon un supplément de solde de 2 cent. pour l'amélioration de l'ordinaire, est appliquée aux infirmiers des établissements hospitaliers de ces trois places, si les circonstances permet-

dans l'une des positions ci-après, 1º à la diète absolue ; 2º diète bouillon gras avec ou sans aliments légers; 3º au bouillon maigre ou soupes maigres ; 4º aux potages maigres ou au lait ; 5º à la diète avec aliments légers, sans bouillon ni potage. Les officiers de santé chargés du traitement, doivent remettre au comptable, à l'issue de la visite du soir, l'état des malades auxquels ils se proposent de prescrire, le lendemain, le régime maigre (1) (842 modifié).

69. La pesée de la viande pour la distribution du soir est faite après la visite du matin, d'après les mêmes proportions que celles qui sont prescrites en l'article précédent, sauf les quantités de viande qui doivent être remplacées par des légumes conformément à l'article 57 (843).

70. On doit aussi comprendre dans les pesées du matin et du soir, la viande nécessaire à la consommation des officiers de santé et d'administration de garde qui doivent être nourris à l'hôpital.

---

tent d'organiser un ordinaire dans ces établissements. En cas de nécessité un supplément de 5 cent. pour les sous-officiers et caporaux et de 2 cent. pour les infirmiers soldats est prélevé sur les centimes de poche, et affecté à l'amélioration de l'ordinaire. Ce prélèvement doit être autorisé par l'intendant militaire. (Décision ministérielle du 20 avril 1842.)

(1) Dans le cas où un malade, entré la veille au soir, est mis au régime maigre à la visite de l'officier de santé, on déduit de la pesée du soir la viande qui a été mise pour lui à la pesée du matin. *Voy.* au surplus, l'art. 59, il n'est opéré aucune déduction si le malade n'a reçu que du bouillon gras.

La quantité de viande à mettre à la marmite pour chacun d'eux est réglée sur le pied de 250 grammes par pesée comme pour les malades (844).

71. Dès que les pesées sont faites, la viande est enfermée dans l'emplacement à ce destiné. La clé en est remise au sous-officier de planton (1).

Il est ajouté à la pesée, pour la marmite du soir, 250 grammes de viande pour chaque malade entré depuis que la pesée a été faite (2) (845 et 846).

72. La viande est mise dans les marmites, en présence du sous-officier de planton, au moins 5 heures avant celle fixée pour chaque distribution.

On met dans les marmites un litre d'eau pour 250 grammes de viande; cette quantité d'eau doit être réduite au moins d'un quart par l'ébullition (3) (847 et 848).

---

(1) Dans les hôpitaux de la marine, la viande crue résultant de la pesée est déposée dans un local spécial dont la porte est fermée à *deux* clés, lesquelles sont confiées, l'une à la sœur chargée de la cuisine, l'autre au sous-officier de planton.

(2) Il n'est point fait de pesées supplémentaires pour les malades entrés après que la viande a été mise à la marmite. L'article 246 du décret du 24 thermidor an 8 est explicite à cet égard. *Si dans l'intervalle de la pesée à la mise de la viande dans la marmite,* dit cet article, il entrait quelque malade à l'hôpital, *dans ce cas seulement,* il sera ajouté 250 grammes pour chaque entrant.

(3) La quantité d'eau à mettre à la marmite, pour chaque livre de viande, a été fixée à deux pintes (à peu près deux litres), par le règlement du 30 floréal an 4. On mettra dans la marmite, dit ce

73. Les marmites doivent fermer à cadenas; les clés en sont remises au sous-officier de planton, après que le bouillon a été écumé en sa présence, et qu'on y a mis le sel et les légumes (1).

Dans le cas où les marmites ne ferment pas à clef, il est placé un factionnaire à la cuisine, avec la consigne de ne les laisser ouvrir qu'en présence du sous-officier de planton (849 et 850).

74. Les officiers de santé en chef sont tenus de

---

règlement, titre 12, art. 7, deux pintes d'eau pour chaque livre de viande. L'arrêté du 24 thermidor an 8 a maintenu ces prescriptions. La section 21 porte : On mettra dans la marmite, pour chaque demi-kilogramme de viande , 1 litre 9 décilitres (2 pintes) d'eau. Antérieurement à la promulgation de ces règlements, la quantité d'eau était d'une pinte par livre de viande. L'ordonnance du 1er janv. 1747 est explicite à cet égard. Dans une instruction annexée à l'ordonnance du 2 mai 1781, on trouve les recommandations suivantes. Le directeur veillera scrupuleusement à ce que le bouillon soit bon et bien fait et que la viande soit mise à la marmite assez tôt pour être cuite à l'heure fixée : il ne doit y être mis qu'une pinte d'eau (93 cent.), pour être réduite aux deux tiers (62 cent.) afin qu'après la distribution du bouillon qui doit être de demi-chopine pour chaque malade (23 cent.) il en reste assez pour les diètes jusqu'à la distribution suivante.

Le sel pour la marmite est pris sur l'allocation prévue au tarif du régime alimentaire qui est de 25 grammes par homme et par jour quel que soit le régime, et pour tous les aliments distribués. La quantité de sel est de 10 à 12 grammes par litre d'eau. Les règlements sur les hôpitaux de la marine accordent 10 grammes. Les règlements sur les hôpitaux et hospices de Paris allouent en dépense 12 gramme 1i2.

(1) Dans les hôpitaux de la marine , la marmite est fermée au moyen de *deux* cadenas dont les clés sont confiées à la sœur chargée de la cuisine et au sous-officier de planton.

déguster les aliments chaque jour ; ils inscrivent leur avis sur un registre tenu à cet effet. Ce registre est coté et paraphé par le sous-intendant militaire (1) (841).

SECTION III.—*De la distribution des aliments.*

SOMMAIRE.—Heures des distributions.—Ordre des distributions.—Comment annoncées.—Sortie de la viande de la marmite, pesée des portions et distributions.—Portions de viande et de pain par divisions de malades. — Ordre de distribution des aliments. — Légumes ou aliments légers. — Transport des aliments dans les salles.—Obligations des chirurgiens relativement aux distributions.—Bouillon en réserve pour les distributions accidentelles. Aliments non consommés.—Officiers de santé en chef à la préparation des distributions et aux distributions. — Devoirs du chirurgien de garde quant aux distributions accidentelles.—Distribution d'aliments aux infirmiers.—Ordre à observer pour les repas des infirmiers.

1re *Classe de consommateurs.*

Malades.

75. La distribution des aliments est faite le

---

(1) L'officier de visite déguste également, tant à la dépense qu'à la cuisine, le bouillon, le vin et les autres aliments. Il inscrit sur un registre ouvert à cet effet, son avis sur la qualité des aliments, sur la propreté et la tenue des salles. (Note ministérielle du 31 juillet 1844.)

La qualité des aliments et leur préparation, la nature et la conservation des denrées à l'usage des malades, sont, de la part des inspecteurs médicaux, l'objet d'une attention toute particulière. A cet effet, ils se font représenter le registre de dégustation dés aliments que doivent signer journellement les officiers de santé en chef; ils prennent note des observations qui y seraient consignées, et y apposent leur visa le jour de l'inspection. (Art. 28 de l'instruction ministérielle du 15 mai 1841.)

matin à 10 heures et le soir à 4 heures ; le sous-intendant. militaire peut néanmoins changer l'heure de la distribution, sur la demande qui lui en est faite par les officiers de santé en chef, de concert avec l'officier d'administration comptable (851).

76. L'ordre des distributions doit être réglé de manière que chaque division de malades soit, à son tour, servie la première, et que chaque malade dans sa division soit aussi servi le premier à tour de rôle (852).

77. Les distributions doivent être annoncées à son de cloche, à deux reprises différentes, et à un quart d'heure d'intervalle l'une de l'autre ; la première par forme d'avertissement, la seconde pour annoncer que la distribution commence (853).

78. La viande est retirée de la marmite assez à temps avant la distribution pour qu'elle puisse s'égoutter et s'affermir ; elle est ensuite coupée en portions ou en fractions de portion, qui sont pesées en présence du sous-officier de planton, et déposées dans des bassines avec du bouillon, de manière a être servies chaudes (1) (854).

---

(1) Les règlements sur les hôpitaux de la marine contiennent à cet égard les prescriptions suivantes : « Le bouillon est tamisé au moyen de passoires en fer-blanc dans des chaudières en cuivre étamé, munies de cylindres chargés de braise allumée. Les morceaux de viande sont déposés sur un plateau en fer-blanc percé

79. Les portions de viande et de pain sont disposées pour les divisions de malades, d'après les relevés partiels des cahiers de visites établis conformément à l'art. 22 (1) (855).

80. La distribution commence par le pain et le vin ; celle du bouillon, des potages et de la viande a lieu immédiatement après (856).

81. Aussitôt que la distribution de la viande est terminée, les infirmiers portent à la cuisine les assiettes des malades auxquels il a été prescrit des légumes ou des aliments légers : le cuisinier dispose sur ces assiettes les portions prescrites, et la distribution en est faite immédiatement aux malades par les infirmiers (857).

82. Le transport des aliments de la cuisine ou de la dépense dans les salles, a lieu sous la surveillance des infirmiers-majors, des plantons, et, au besoin, des hommes de garde commandés à cet effet (858).

---

de trous et à quatre compartiments qui s'adaptent comme couvercles aux chaudières contenant le bouillon.

(1) Les portions de pain sont disposées, pour chaque division ou pour chaque salle, dans des corbeilles en osier à compartiments inégaux. Le nombre de compartiments est en général de quatre. Un pour la portion dite soupe, un pour le quart, un pour la demie et un pour les trois quarts.—La portion entière se forme au moyen de deux demies ; on pourrait réduire à trois le nombre de compartiments, un pour la soupe, un pour le quart et un pour la demie ; les trois quarts se formeraient d'une demie et d'un quart, et la portion entière de deux demies.

83. Les chirurgiens qui ont suivi les visites du matin, font effectuer les distributions, chacun dans sa division, le cahier à la main (1); ils veillent à ce que chaque malade reçoive la portion qui lui a été ordonnée, en ayant soin toutefois de diminuer ou de supprimer les aliments à ceux auxquels la fièvre ou d'autres accidents seraient survenus depuis la visite (2) (859).

. (1) Les chirurgiens qui ont suivi la visite sont-ils tenus de désigner les aliments prescrits? Telle est la question que soulèvent ces mots : *font effectuer.* Les anciens règlements contiennent à cet égard les prescriptions suivantes. L'article 13 de l'ordonnance du 1er janvier 1729 porte : « Les portions seront distribuées dans « les salles par les infirmiers; il y aura toujours un chirurgien « présent à la visite, lequel tiendra la main à ce que chaque malade « ou blessé reçoive ce qui lui aura été ordonné, en ayant soin, « toutefois, de diminuer ou de supprimer les aliments aux malades « auxquels la fièvre ou d'autres accidents seraient survenus depuis « la visite. » Ces dispositions se trouvent textuellement reproduites dans les ordonnances des 1er janvier 1747, 1er janvier 1780, 2 mai 1781 ; dans le règlement du 30 floréal an 4, et dans l'arrêté du 24 thermidor an 8 : enfin le règlement du 20 juin 1792 et celui du 16 ventôse an 2, rendu en exécution du décret de la convention du 3 du même mois contient ce qui suit : « Les portions seront portées « dans les salles respectives par les infirmiers qui en feront la dis- « tribution en présence du chirurgien des salles, *et sous la direc- « tion des infirmiers-majors, qui, désigneront à haute voix* les « aliments prescrits. Les chirurgiens veilleront, etc. »

(2) *Voyez* relativement aux aliments non consommés l'art. 85 du présent Formulaire. Aux termes de l'art. 29 de l'instruction ministérielle du 15 mai 1841 sur les inspections médicales, les inspecteurs du service de santé, s'assurent, lors de leur visite, si des deux sous-aides qui tiennent les cahiers de visite dans chaque division, celui qui est attaché à la chirurgie fait effectuer les distributions le cahier à la main, ainsi que le prescrit le règlement.

4.

84. Après que la distribution est faite, on réserve sur le bouillon restant la quantité suffisante pour pourvoir aux distributions accidentelles ou supplémentaires à faire aux malades, d'après les prescriptions des officiers de santé de garde, et à la préparation des légumes pour la distribution suivante (1) (860).

85. Lorsque l'état d'un malade donne lieu de diminuer ou de supprimer la distribution des aliments qui lui avaient été prescrits, les aliments non consommés rentrent à la dépense, et le pain et le vin sont portés en déduction au bas des relevés des cahiers de visites, par les officiers de santé en chef, d'après la déclaration de l'officier de santé qui a suivi la distribution (2) (861).

86. Les officiers de santé en chef assistent aussi souvent qu'il leur est possible, soit à la préparation des distributions, soit aux distributions elles-mêmes, pour s'assurer de la régularité de cette partie du service (862).

87. Le chirurgien de garde assiste aux distributions accidentelles faites aux entrants, en exécution de l'article 672, lorsqu'elles n'ont pu avoir lieu en même temps que les distributions générales, et il veille à ce que les malades à la diète,

---

(1) Les légumes sont toujours assaisonnés avec du bouillon gras et les jus de viande. (Tarif E 3 ci-annexé.)

(2) *Voy.* les art. 18 et 83 du présent Formulaire.—Les déductions sont opérées sur les cahiers de visite du jour,

reçoivent les bouillons aux heures fixées par l'officier de santé qui les a prescrits (1) (863).

2e *Classe de consommateurs.*

Infirmiers.

88. Les distributions aux infirmiers ne doivent être faites qu'après celles qui sont destinées aux malades ; si d'après le relevé des prescriptions, le restant de la viande n'est pas suffisant pour compléter les portions des infirmiers, il y est suppléé par des œufs ou des légumes ; l'officier d'administration comptable doit rendre compte de cette circonstance au sous-intendant militaire, qui l'autorise à porter en consommation, d'après les proportions déterminées au tarif, les aliments ainsi distribués (864).

89. Les infirmiers prennent leurs repas en commun et aux heures fixées par le comptable, soit dans leur chambre, soit dans le lieu qui leur est assigné suivant les localités. Ceux qui sont de service dans les salles ne prennent leur repas que lorsqu'ils ont été relevés (865).

---

(1) Aux termes de l'art. 672 cité en l'article 87 du présent Formulaire, le chirurgien de garde prescrit au moyen d'un *bon* au malade entrant, et en attendant la prochaine visite, les aliments et les médicaments qu'il juge convenables. Les bons sont annexés au relevé des prescriptions du jour.

3° *Classe de consommateurs.*

Officiers de santé et d'administration de garde.

90. Les officiers de santé et d'administration, nourris le jour de garde sont servis dans leur chambre de garde; ils doivent consommer leurs portions d'aliments dans l'hôpital même, sans pouvoir admettre personne à y prendre part, ni en emporter une partie au dehors pour quelque motif que ce soit (1) (Circul. du 18 septembre 1833).

CHAPITRE IV.

TRAITEMENT DES MILITAIRES MALADES REÇUS DANS LES HOPITAUX CIVILS (2).

91. Le traitement des malades reçus dans les hôpitaux civils, a lieu suivant le mode prescrit aux chapitres précédents.

---

(1) Lorsque les officiers de santé et les officiers d'administration sont de garde dans les hôpitaux, ils ne perçoivent pas les rations de vivres auxquelles ils peuvent avoir droit sur le pied de guerre ou de rassemblement. *Voyez* l'art. 65 ci-dessus.

(2) Dans une circulaire en date du 31 janvier 1840, M. le Minis-

Les sous-intendants militaires, peuvent, sur la proposition des officiers de santé attachés à ces établissements, autoriser quelques modifications, soit dans la forme des prescriptions, soit dans l'ordre du service; mais ces modifications ne peuvent porter sur la composition du régime alimentaire (art. 1002 et 1014).

RÉSUMÉ

De la Législation qui régit le service des salles militaires dans les hospices civils.

———

A défaut ou en cas d'insuffisance d'hôpitaux militaires, les militaires malades ou blessés sont

———

tre de l'intérieur a classé ainsi qu'il suit les établissements hospitaliers.

« Il n'est pas inutile de bien fixer les dénominations de ces éta-
« blissements aussi bien que leur destination distincte. »

« Les *hôpitaux* sont les établissements dans lesquels sont reçus
« et traités 1° les malades civils, hommes, femmes et enfants at-
« teints de maladies aiguës, ou blessés accidentellement; 2° les
« malades militaires ou marins ; 3° les galeux ; 4° les teigneux ; 5°
« les vénériens ; 6° les femmes enceintes. »

« Les *hospices* sont ceux dans lesquels sont admis et entretenus
« 1° les vieillards indigents et valides des deux sexes; 2° les incu-
« rables indigents des deux sexes; 3° les orphelins pauvres; 4° les
« enfants trouvés et abandonnés ; 5° des vieillards valides et incu-
« rables à titre de pensionnaires. »

« J'insisterai, ajoute M. le Ministre de l'intérieur ,sur l'impor-
« tance de conserver aux noms d'*hôpitaux* et d'*hospices*, les signi-
« fications ci-dessus : s'il peut être indifférent dans le langage or-
« dinaire de confondre ces dénominations, il n'en est pas de même
« dans le langage légal. »

traités dans les hôpitaux civils au compte du département de la guerre. — Le ministre règle, d'après les rapports des intendants divisionnaires concertés avec les commissions administratives, la fixation du nombre de lits qui doit être réservé dans ces établissements pour les militaires. — Les abonnements pour le traitement sont faits à raison d'un prix de journée. — Les intendants militaires font acquitter les dépenses en délivrant directement leurs mandats au profit des receveurs. — La police immédiate et supérieure des salles militaires, appartient aux sous-intendants et aux intendants militaires, et est exercée par eux conformément à ce qui est prescrit par les règlements, et seulement en ce qui concerne le traitement des militaires malades. — Un sous-officier de planton peut être placé dans les hôpitaux civils pour y concourir au maintien de la police. — Les salles sont pourvues, par les soins des administrateurs, d'un mobilier proportionné aux besoins du service : on doit se conformer, autant que possible, pour les quantités, les qualités et les dimensions, à ce qui est prescrit pour les hôpitaux militaires.—Il doit y avoir des fournitures distinctes pour les galeux et les vénériens. —Le nombre des malades qui nécessite la formation d'une salle militaire est fixé, suivant les localités, de 15 à 20. — Lorsqu'un hôpital civil ne reçoit pas ordinairement assez de militaires malades pour qu'il leur soit affecté une salle spéciale, le sous-intendant militaire se concerte avec les administrateurs pour que le service y soit fait, autant que possible, d'une manière analogue à ce qui est prescrit pour les hôpitaux militaires.— Dans les hôpitaux civils qui ont habituellement un mouvement de plus de 50 militaires malades, il doit y avoir, autant que possible, une marmite séparée pour leur service. — Dans les établissements où les localités le permettent, les militaires sont séparés des autres malades; dans tous les cas chacun a son lit particulier. — Le ministre de la guerre règle, d'après l'avis des intendants, et après que les demandes des commissions administratives ont été convenablement discutées, le prix de journée à payer à ces établissements hospitaliers pour le traitement des militaires malades. —Ces prix comprennent toutes les dépenses, tant en fournitures d'aliments, de médicaments et d'objets de chirurgie, qu'en frais de personnel et de mobilier que ce traitement est susceptible d'occasionner. Sont toutefois exceptés de cette disposition, les bandages herniaires, béquilles, jambes de bois et sondes élastiques, dont la fourniture est remboursée aux hôpitaux civils au prix d'achat.—Il est en outre alloué aux commissions administratives 75 centimes par journée d'officier en sus du prix fixé pour les autres malades; 30 c. par sortie de militaires étrangers à la garnison, et 2 francs pour chaque sépulture.

Arrêté du 24 thermidor an 8. — Arrêté du 9 frimaire an 12. — Arrêté du 9 germinal an 11. — Instruction du 7 messidor an 12. — Décision du 4 frimaire an 9. — Ordonnance du roi du 25 novembre 1814.—Et règlement du 1er avril 1831.

Consultez au surplus, le Manuel du service des salles militaires dans les hôpitaux civils.

L'instruction du 31 janvier 1840, de M. le ministre de l'intérieur, contient, relativement au service des militaires malades, les recommandations suivantes : « Les malades militaires ou ma-
« rins sont reçus dans les hôpitaux civils sur
« l'ordre de l'autorité compétente. Le local qui
« leur est affecté doit être proportionné à *la force*
« *habituelle des garnisons, à la fréquence des pas-*
« *sages de troupes, ou au nombre moyen de la po-*
« *pulation maritime.*

« Il serait superflu de parler ici des soins que
« méritent ces hommes, que leur état de souffrance
« rend déjà dignes d'intérêt, et qui le sont encore
« à un autre titre, par les services qu'ils rendent
« à leur pays. Ce serait faire injure aux adminis-
« trateurs charitables que de douter de leur em-
« pressement à cet égard ; mais je dois insister,
« en conséquence des justes réclamations que m'a
« quelquefois adressées mon collègue, M. le mi-
« nistre de la guerre, sur l'indispensable néces-
« sité de séparer entièrement les militaires ma-
« lades des malades civils. C'est un devoir dont
« je suis sûr que vous vous acquitterez toujours,
« Monsieur le Préfet, que de vérifier ou de faire
« vérifier, sans retard, les plaintes que les fonc-
« tionnaires de l'administration de la guerre ou
« de la marine vous feront parvenir, et d'y faire
« droit sur-le-champ, si elles sont reconnues fon-
« dées ; ou dans le cas contraire, de me faire des

« rapports qui me mettent à même d'éclairer la
« religion. de mes collègues. »

Dans la même instruction, M. le ministre de
l'intérieur insiste également sur la nécessité d'ouvrir des salles pour le traitement des vénériens et
des galeux. « Beaucoup d'établissements n'admet-
« tent point les galeux ; il est difficile de justifier
« une semblable exclusion. Je vous engage, Mon-
« sieur le Préfet, à chercher par tous les moyens
« à vaincre une répugnance aussi mal fondée.
« Quant aux vénériens, l'extrême intérêt que pré-
« sente, pour la santé comme pour la morale pu-
« blique, la guérison des personnes qui en sont
« atteintes, ne permet pas de négliger leur traite-
« ment. Ainsi, partout où le local et les ressources
« le permettront, il convient de recevoir les ma-
« lades quels qu'ils soient. »

Par un arrêté du 10 mai 1842, M. le ministre
de la guerre a adopté, de concert avec M. le ministre de l'intérieur, diverses mesures pour ar-
rêter les progrès des maladies syphilitiques et
psoriques dans l'armée. Le dernier paragraphe
de la circulaire de M. le ministre de l'intérieur
du 21 juin 1842, contient les observations suivantes : « C'est ici le cas de vous rappeler, Mon-
« sieur le Préfet, ce que mes prédécesseurs et
« moi-même, nous avons souvent dit, au sujet de
« l'admission, dans tous les hôpitaux, des malades
« attaqués d'affections syphilitiques ou psoriques.
« Il doit naître de l'exécution de ces dispositions,
« et même dans un avenir peu éloigné, de telles

« améliorations pour la santé publique, que les
« administrations charitables ne sauraient trop se
« préoccuper des moyens d'arriver à un résultat
« aussi heureux, et que je n'hésite pas à déclarer
« facile à obtenir. Je ne puis donc que vous re-
« commander de nouveau et avec les plus vives
« instances, un objet d'une si haute importance. »

« Je sais, dit M. le ministre de l'intérieur,
« dans l'instruction citée ci-dessus, du 31 jan-
« vier 1840, que certains maux ne sont pas
« volontiers traités par les sœurs, dont les statuts
« s'opposent à ce qu'elles donnent leurs soins,
« soit aux vénériens, soit aux femmes enceintes.
« Ces restrictions, ces scrupules, doivent, sans
« doute, être respectés comme tout ce qui tient
« au devoir et à la conscience ; mais il ne faudrait
« pas non plus laisser ces maux sans assistance ;
« et les administrations charitables dont les éta-
« blissements sont desservis par des sœurs com-
« prendront que, dans ces circonstances, elles
« doivent chercher à secourir les malades rangés
« dans ces catégories, en faisant préparer, au-
« tant que possible, des salles distinctes où ils
« seront soignés par des personnes laïques. »

DEUXIÈME PARTIE.

ANNEXES.

ANNEXE A.

—

NOTE MINISTÉRIELLE

Relative au Régime alimentaire des malades traités dans les hôpitaux militaires et les hôpitaux civils.

Paris, le 7 août 1843.

Le président du conseil, ministre secrétaire d'Etat de la guerre, a approuvé les deux tableaux ci-joints, afin de faciliter l'exacte application des dispositions du règlement du 1ᵉʳ avril 1831, qui déterminent la composition du régime alimentaire des officiers, sous-officiers et soldats en traitement dans les hôpitaux militaires et les hôpitaux civils.

Le premier de ces tableaux indique, pour toutes les périodes du traitement, la composition possible du régime alimentaire à prescrire par les médecins et chirurgiens traitants, aux officiers, sous-officiers et soldats malades.

Le second, qui remplace le tarif E^5, joint au règlement du 1ᵉʳ avril 1831, détermine les denrées que les comptables des hôpitaux militaires peuvent porter en consommation, la quotité des portions distribuables par espèce d'aliment, ainsi que les assaisonnements alloués pour leur préparation.

Ces deux tableaux, qui devront être mis à exécution à compter du 1er octobre prochain, comprennent le poisson comme aliment léger, pouvant être distribué aux sous-officiers et soldats qui reçoivent la demi-portion de pain et au-dessous. Cependant cet aliment ne doit pas être prescrit indistinctement dans tous les établissements hospitaliers ; la consommation en sera toujours exceptionnelle, et devra être autorisée spécialement par le ministre, pour chaque hôpital. Il ne figure donc dans les tableaux comme aliment léger, commun à tous les malades, que parce que la distribution en a été autorisée en faveur des hôpitaux du littoral de l'Algérie, par les décisions ministérielles des 21 juillet 1840 et 6 janvier 1843, et que cette exception pourra s'étendre, à l'avenir, à quelques autres hôpitaux des places de l'intérieur où le poisson serait abondant, d'une qualité convenable et dont il serait possible de se pourvoir à des prix modérés.

MM. les intendants et sous-intendants militaires veilleront avec une attention soutenue, à ce que les règles tracées dans les deux tableaux ci-joints, soient ponctuellement observées.

TABLEAU

Indiquant la composition du régime alimentaire des malades dans chaque position. (Prescriptions d'un repas.)

Nota. Le vin est prescrit séparément et indépendamment de tout autre aliment, par portion, trois quarts de portion, demi-portion, quart de portion.

RÉGIME GRAS.

Portion entière de pain. — 375 gr.

1° 50 *centilitres de bouillon gras,* 140 gr. de bœuf bouilli.

Ou bien :

2° *Même quantité de bouillon gras,* 70 gr. de bœuf bouilli, et une portion entière de légumes de 250 gr. (1).

Portion trois quarts de pain. — 281 gr. 25.

1° 50 *centilitres de bouillon gras,* 105 gr. de bœuf bouilli.

Ou bien :

2° *Même quantité de bouillon gras,* 50 gr. de bœuf bouilli, et une portion entière de légumes de 250 gr. (2).

Portion demie de pain. — 187 gr. 50 (2).

1° 50 *centilitres de bouillon gras,* 70 gr. de bœuf boulli, *ou* une cotelette non désossée.

---

(1) Les hommes à la portion entière et aux trois quarts de portion ne peuvent recevoir des *légumes* qu'à la distribution du soir.

(2) Les malades à la demi-portion ne peuvent jamais recevoir de panades, riz, vermicelle et autres potages : ces aliments sont exclusivement destinés aux hommes au quart de portion et au-dessous.

Ou bien :

2° *Même quantité de bouillon gras*, et une portion entière de légumes de 250 gr., *ou* de poisson de 200 gr. : ou d'un aliment léger, (*Sans viande.*)

Ou bien :

3° *Même quantité de bouillon gras*, 70 gr. de bœuf bouilli ou une cotelette non désossée, *et* une demi-portion de légumes de 125 gr., ou de poisson de 100 gr. ou d'un aliment léger.

Portion quart de pain. — 93 gr. 75.

1° 50 *centilitres de bouillon gras*, 35 gr. de bœuf bouilli *ou* une cotelette non désossée.

Ou bien : /

2° *Même quantité de bouillon gras*, et une demi-portion de légumes de 125 gr. (1).

Ou bien :

3° *Même quantité de bouillon gras*, et une portion entière de poisson de 200 gr. *ou* d'un aliment léger. (*Sans viande*).

Ou bien :

4° *Même quantité de bouillon gras*, 35 gr. de bœuf bouilli ou une côtelette non désossée, *et* une demi-portion de légumes de 125 gr., *ou* de poisson de 100 gr., *ou* d'un aliment léger.

Ou bien :

5° *Même quantité de bouillon gras*, et deux aliments, soit légumes à 125 gr., poisson à 100 gr. *ou* aliment léger, donnés chacun à demi-portion (1).

Ou bien :

6° *Une panade soit de 93 gr. 75, soit de 46 gr. 875 de pain ou une portion entière de tout autre potage au gras* (2) et une portion entière de poisson de 200 gr. *ou* d'un aliment léger. (*Sans viande.*)

---

(1) Sans viande.

(2) Les panades et les potages sont toujours prescrits en remplacement du bouillon gras et jamais en même temps. Les potages sont tous distribués en portion entière.

Ou bien :

7° *Même potage* (1), et une demi-portion de légumes de 125 gr. (2).

Ou bien :

8° *Même potage* (1), et 35 gr. de bœuf bouilli, *ou* une cotelette non désossée.

Portion dit soupe de pain. — 46 gr. 875.

1° 50 *centilitres de bouillon gras*, et une portion entière d'un aliment léger, autre que le poisson.

Ou bien :

2° *Une panade de 46 gr. 875 de pain* (1) *ou* tout autre potage gras à portion entière (1), *et* une portion entière d'un aliment léger autre que le poisson.

Ou bien :

3° *Même quantité de bouillon gras, ou même potage* (1) et deux aliments légers autres que le poisson, données chacun à demi-portion.

Ou bien :

4° *Même quantité de bouillon gras, ou même potage* (1) et une demi-portion de légumes de 125 gr. ou de poisson de 100 gr.

RÉGIME MAIGRE.

Portion demie de pain. — 187 gr. 50 (3).

1° 50 *centilitres de bouillon maigre*, et une portion entière de lé-

---

(1) Voir l'observation de la page précédente relative aux portions quart de pain.

(2) Sans viande.

(3) Les hommes à la portion entière et aux trois quarts sont toujours au régime gras. Les malades à la demi-portion au régime maigre ne peuvent jamais recevoir de panades, riz, vermicelle et autres potages soit au maigre, soit au lait. Ces aliments sont exclusivement destinés aux hommes au quart de portion et au-dessous.

gumes de 250 gr., ou de poisson de 200 gr. ou d'un aliment léger.

Ou bien :

2° *Même quantité de bouillon maigre*, et deux aliments, soit légumes à 125 gr., poisson à 100 gr., ou aliment léger donnés chacun à demi-portion.

Portion quart de pain. — 93 gr. 75.

1° 50 *centilitres de bouillon maigre, et* une portion entière de poisson de 200 gr., ou d'un aliment léger.

Ou bien :

2° *Même quantité de bouillon maigre,* et une demi-portion de légumes de 125 gr.

Ou bien :

3° *Même quantité de bouillon maigre ,* et deux aliments soit légumes à 125 gr., poisson à 100 gr. ou aliment léger, donnés chacun à demi-portion.

Ou bien :

4° *Une panade soit de 93 gr. 75, soit de 46 gr. 875 de pain, ou une portion entière de tout autre potage, au beurre ou au lait* (1), *et* une portion entière de poisson de 200 gr. ou d'un aliment léger.

Ou bien :

5° *Même potage* (1) et une demi-portion de légumes de 125 gr.

Ou bien :

6° *Même potage* (1), *et* deux aliments soit légumes à 125 gr., poisson à 100 gr., *ou* aliment léger donnés chacun à demi-portion.

---

(1) Les panades et potages sont toujours prescrits en remplacement du bouillon maigre et jamais en même temps : les potages sont tous distribués en portion entière.—Il peut également être prescrit des soupes maigres, soit au beurre, soit au lait. *Voy.* la note ministérielle ci-après du 26 juillet 1844, annexe **B.**

Portion dite soupe de pain. —46 gr. 875.

1° 50 *centilitres de bouillon maigre,* et une portion entière d'un aliment léger autre que le poisson.

Ou bien :

2° *Une panade de 46 gr. 875 de pain, ou tout autre potage au beurre ou au lait* (1), et une portion entière d'un aliment léger autre que le poisson.

Ou bien :

3° *Même bouillon maigre ou même potage* (1), et une demi-portion de légumes de 125 gr. *ou* de poisson de 100 gr.

Ou bien :

4° *Même bouillon maigre ou même potage* (1), et deux aliments légers autres que du poisson, donnés chacun à demi-portion.

DIÈTES DE PAIN.

Potages.

Une panade de 93 gr. 75 ou 46 gr. 875 de pain ou tout autre potage soit au gras, soit au maigre à portion entière ou à demi-portion (2).

Bouillons.

50 *centilitres de bouillon gras,* ou *bouillon maigre avec un ou deux œufs, ou lait simple* (3).

---

(1) Voir l'observation de la page précédente relative aux portions quart de pain.

(2) Pour les malades dans cette catégorie les potages peuvent être prescrits à demi-portion.—Il peut être prescrit à ces malades une portion ou une demi-portion de pomme ou de pruneaux.—*Voy.* à cet égard, la note ministérielle du 26 juillet 1844, annexe **B**.

(3) Il peut être prescrit une portion ou une demi-portion de pommes

OBSERVATIONS GÉNÉRALES.

La prescription et la distribution du poisson aux sous-officiers et soldats pourront avoir lieu principalement dans les places du littoral où cet aliment abonde et se trouve à un prix modéré. Une autorisation ministérielle préalable sera toujours nécessaire pour que cette alimentation soit adoptée dans un hôpital militaire.

Les officiers de santé traitants, et les officiers d'administration comptables, devront se conformer scrupuleusement aux indications du présent tableau, qui comprend toutes les compositions possibles et admises du régime des malades, dans chaque position. *Les officiers de santé ne doivent user que rarement, et lorsqu'ils le jugeront réellement nécessaire au malade, de l'exception relative à la prescription simultanée d'une demi-portion de deux aliments, au lieu d'une portion entière d'un seul.* MM. les sous-intendants militaires chargés de la surveillance administrative des hôpitaux, tiendront la main à ce que cette

---

ou de pruneaux aux malades de cette catégorie. Voyez ci-après, la note ministérielle du 26 juillet 1844.—Il n'est pas mis de viande à la marmite pour ces malades : ils peuvent néanmoins recevoir du bouillon gras.

Nota. Dans toutes les positions, le régime ordinaire des officiers se compose, comme celui des malades, auquel on ajoute, par distribution, conformément à la note ministérielle du 18 septembre 1833, un aliment particulier à portion entière ou deux aliments particuliers chacun à demi-portion. *Voy.* cette note, annexe C.

prescription ne vienne pas entraver, par l'extension qui lui serait donnée, l'exécution en temps opportun, du service des distributions. Ils rappelleront, au besoin, aux officiers de santé que le règlement sur le service des hôpitaux, leur impose l'obligation de se concerter avec les comptables, pour que leurs prescriptions portent, autant que possible, sur les denrées les plus abondantes sur le marché.

TARIF

*Indiquant les espèces d'aliments qui peuvent être consom-
més dans les hôpitaux militaires et les hôpitaux civils
par les officiers, sous-officiers et soldats malades, ainsi
que les portions d'aliments distribuables à chacun d'eux
et les assaisonnements qui peuvent être alloués pour leur
préparation.*

DÉSIGNATIONS DES ALIMENTS.	POIDS MESURES ou NOMBRE.	QUANTITÉS A DISTRIBUER à CHAQUE MALADE selon les prescriptions. PORTIONS.					QUANTITÉS A ALLOUER EN CONSOMMATION selon les prescriptions.	OBSERVATIONS.
		Entières.	Trois quarts.	Demi.	Quarts.	Soupes.		
ALIMENTS ORDINAIRES pour officiers, sous-officiers et soldats.								
Pain	Gramme	375	281,25	187,	093,75	046,875	Même quantité de pain que celle distribuée.	Le pain de soupe est prélevé sur les quantités indiquées ci-contre.
Viande — de bœuf cuite et sans os — en bouilli sans légumes.	Id.	140	105	70	035	»	250 grammes de viande crue, non désossée, quelle que soit la portion prescrite.	Tout homme qui reçoit un bouillon ou potage gras, est par cela même au régime gras. Quelle que soit la portion de viande prescrite, il compte à la marmite pour les quantités de viande indiquées ci-contre, à l'exception toutefois des hommes à la diète de pain et de tout aliment solide, qui peuvent néanmoins recevoir du bouillon gras.
id. avec des légumes.	Id.	70	50	70	035	»	125 idem. pour les hommes à la portion entière et aux 3/4. — 250 pour les autres.	
de veau ou mouton, non désossée, en côtelette ou poitrine grillée.	Id.	»	»	75	50	»	Prélevés sur les 250 grammes de viande crue, mise à la marmite (a).	
Bouillon gras	Centilit.	50	50	50	50	50	Un litre d'eau pour 250 gr. de viande et 25 gr. de légumes.	
Bouillon maigre	Id.	50	50	50	50	50	30 gr. de légumes verts, et 10 gr. de beurre par portion.	
Vin rouge ou blanc	Id.	25	18	12	06	»	Même quantité que celle distribuée.	
Légumes assaisonnés au bouillon gras — Pommes de terre, carottes, navets.	Id.	25	»	12	»	»	375 gr. des mêmes légumes par port. ent. 187 gr. par demie.	Ces légumes seront toujours assaisonnés avec du bouillon gras et les jus de viande.
Lentilles, pois, haricots secs.	Id.	25	»	12	»	»	125 idem. 62 gr. 50 par demie.	
POTAGES, idem.								Il est alloué en outre en consommation pour les préparations au gras, la quantité de bouillon gras nécessaire et prélevée sur celle obtenue au moyen des 250 gr. de viande mise à la marmite. Idem pour les préparations au maigre, 15 gr. de beurre par portion entière, et 7 gr. 50 cent. par 1/2 port. Idem pour les préparations au lait, 25 centilitres de lait. Idem. 15 gr. de beurre pour chaque portion entière et 7 gr. 50 cent. par 1/2 port; d'œufs sur le plat et en omelette et autres préparations, et 15 gr. de saindoux pour chaque portion entière d'œufs et de poisson frits, et 7 gr. 50 cent. par 1/2 port. Bien que le poisson soit compris dans les aliments légers, il ne pourra être prescrit dans un hôpital que par exception, et toujours après décision ministérielle spéciale. Idem, pour la préparation de la portion entière de chacun des aliments ci-contre, les fritures exceptées, 15 gr. de beurre et 7 gr. 50 cent. par 1/2 port. du poivre, de la farine, du vinaigre, et autres denrées en quantité suffisante pour les assaisonnements. Pour les fritures de poisson et autres, les 15 ou 7 gr. 50 cent. de beurre sont remplacés par la même quantité de saindoux. Nota. L'allocation du sel est de 25 gr. par homme et par jour, quel que soit le régime, et pour tous les aliments distribués.
Riz au gras, au lait ou au maigre.	Id.	37	»	18	»	»	50 gr. par port. ent. 25 g. p. 1/2 port.	
Vermicelle id.	Id.	37	»	18	»	»	50 gr. ——— 25 g. ———	
Pâtes féculentes id.	Id.	37	»	18	»	»	30 gr. ——— 15 g. ———	
Bouillies de fleur de farine au lait.	Id.	37	»	18	»	»	30 gr. ——— 15 g. ———	
Panades au gras ou au maigre.	Id.	37	»	18	»	»	93 gr. ——— 046. 875 ———	
Soupes au maigre.	Id.	50	»	»	»	»	46. 875 gr. de pain.—	
Soupes au lait.	Id.	37	»	»	»	»	46. 875 gr. ———	
ALIMENTS LÉGERS, idem.								
Œufs à la coque, sur le plat, frits, en omelette.	Nombre.	2	»	1	»	»	Même quantité que celle distribuée.	
Poisson frais à la pièce ou au morceau.	Gramme	200	»	100	»	»	Idem. . . . id.	
Pruneaux.	Id.	100	»	50	»	»	60 gr. de pruneaux pour la portion entière, 30 gr. pour la 1/2 port.	
Raisins frais.	Id.	500	»	250	»	»	Même quantité que celle distribuée.	
Pommes cuites.	Nombre.	2	»	1	»	»	Idem. . . . id.	
Lait simple.	Centilit.	25	»	12	»	»	Idem. . . . id.	
Viande de bœuf, veau et mouton, non désossée, en rôti ou ragoût.	Gramme	250	»	125	»	»	Idem. . . . id.	
ALIMENTS PARTICULIERS pour officiers.								
Volaille. — Poules, poulets et canards.	Quantité	1/4	»	1/6	»	»	Idem. . . . id.	
Pigeons.	Id.	1	»	1/2	»	»	Idem. . . . id.	
Poisson — frais à la pièce ou au morceau.	Gramme	200	»	100	»	»	Idem. . . . id.	
Morue salée.	Id.	150	»	075	»	»	Idem. . . . id.	
Pois, fèves de marais, ou haricots nouveaux.	Id.	250	»	125	»	»	Idem. . . . id.	
Haricots verts et choux-fleurs.	Id.	200	»	100	»	»	Idem. . . . id.	
Oseille, épinards et chicorée.	Id.	250	»	125	»	»	Idem. . . . id.	
Asperges ou salsifis.	Id.	200	»	100	»	»	Idem. . . . id.	
Artichauts.	Nombre.	1	»	1/2	»	»	Idem. . . . id.	
Vin rouge ou blanc.	Centilit.	25	18	12	06	»	Idem. . . . id.	

(a) Les quantités à prélever paraissent devoir être fixées à 112 gr. pour les hommes à la demie et à 75 gr. pour les hommes au quart. — Voyez à cet égard, la note de l'article 56 du présent Formulaire.

ANNEXE B.

—

NOTE MINISTÉRIELLE

Relative au Tarif du régime alimentaire des malades admis dans les hôpitaux.

———

Soult-Berg, le 26 juillet 1844.

Le tarif du 7 août 1843, qui règle la composition du régime alimentaire des officiers, sous-officiers et soldats malades, ne prévoit pas le cas où la distribution de pommes et de pruneaux est nécessaire aux hommes qui sont à la diète de pain. La prescription du lait simple, réservée exclusivement par ce tarif aux vénériens à la diète, a paru pouvoir être étendue avec avantage à d'autres malades qui ne reçoivent pas de pain.

En conséquence, le président du conseil, ministre de la guerre, a décidé qu'à partir du 1er octobre prochain, les prescriptions suivantes seraient ajoutées aux deux catégories des diètes de pain.

1re CATÉGORIE. — Potages.	2e §. *Ou bien :* même panade ou potage, avec une portion entière de pommes ou de pruneaux. 3e § *Ou bien :* même panade ou potage, avec une demi-portion de pommes ou de pruneaux.
2e CATÉGORIE. — Bouillons.	2° 50 centilitres de bouillon gras ou de bouillon maigre, et une portion de pommes ou de pruneaux.

<table>
<tr><td rowspan="2">2e CATÉGORIE.
—
Bouillons.</td><td>3° *Ou bien :* même quantité de bouillon et une demi-portion de pommes ou de pruneaux.</td></tr>
<tr><td>4° *Ou bien :* une portion ou demi-portion de pommes ou de pruneaux sans bouillon ni potage.</td></tr>
</table>

Les soupes maigres, soit au beurre, soit au lait, indiquées à l'article 832 du règlement, ont été omises dans le tableau des prescriptions qui précède le tarif du 7 août 1843. Ces soupes peuvent se prescrire dans les mêmes conditions que les panades et les potages, c'est-à-dire, aux hommes au quart de portion et au-dessous. Le pain nécessaire pour ces aliments, dont la préparation se fait à la cuisine, sera pris à la dépense en dehors de celui qui pourra être prescrit aux malades dans cette position : les dispositions de l'art. 825 du règlement restent applicables au pain nécessaire pour la soupe trempée par le malade lui-même, avec le bouillon qui lui est distribué.

Quelques doutes se sont élevés sur la manière dont il convient de régler la mise de la viande à la marmite, en ce qui concerne les hommes à la diète de pain. Voici comment les comptables doivent opérer :

Les hommes à la diète de pain ont droit à 250 grammes de viande, lorsque le *potage* ou la *panade* prescrits sont préparés au bouillon gras. Ils ne doivent y participer dans aucun des autres cas de diète de pain.

Le tableau n° 2 indique seulement le chiffre de l'allocation faite au comptable pour la préparation et l'assaisonnement des *portions entières* d'aliments; mais il est bien entendu que lorsque la prescription ne porte qu'une demi-portion, ce comptable ne peut faire emploi que de la moitié de la quantité allouée pour la *portion entière.*

Il reste également entendu que l'art. 835 du règlement conserve son entier effet et qu'il peut être invoqué, comme par le passé, dans tous les cas où des dérogations aux règles tracées par le tarif du 7 août exigeraient qu'il y fût fait exception.

ANNEXE C.

—

CIRCULAIRE MINISTERIELLE

Relative au régime alimentaire des officiers malades, et à la nourriture des officiers de santé et officiers d'administration de garde.

A MM. *les Intendants et Sous-intendants militaires.*

Paris, 18 septembre 1833.

Messieurs, des doutes se sont élevés dans quelques hôpitaux militaires, sur la manière d'interpréter l'article 824 du règlement du 1er avril 1831, et, par suite, l'observation insérée au tarif E 3, relativement au régime alimentaire des officiers traités dans ces établissements. Ces doutes se rapportent principalement aux aliments dits *par-ticuliers* et qui sont accordés, d'après le tarif, à titre d'amélioration de traitement pour les officiers. Comme ces aliments peuvent être prescrits en deux espèces, on a demandé si, dans le cas de cette double prescription, chaque espèce devait être ordonnée en *portion entière* ou en *demi-portion*. La saine raison aurait dû suffire pour résoudre une pareille question, car il est évident que le but qu'on s'est proposé en laissant aux officiers de santé la faculté de prescrire deux espèces d'aliments particuliers pour les officiers, a été de varier le régime de cette classe de malades, de le rendre par là plus agréable, et non de l'augmenter de manière à nuire à leur santé. La suite de l'observation annexée **au tarif E 3** et qu'on a déjà mentionnée ci-dessus, le prouve d'ailleurs par surabondance, puisqu'elle dit positivement que lorsqu'il est prescrit des aliments *légers* aux officiers, ce ne peut être qu'en remplacement des aliments dits *particuliers*. Or, si la prescription des uns exclut celle des autres, il est tout naturel d'en conclure que la prescription simultanée de deux espèces d'aliments *particuliers* exclut relativement à chaque espèce, la portion entière pour n'admettre que la demi-portion.

Il est d'autant plus nécessaire de fixer à cet égard le véritable sens des dispositions réglementaires, que le régime alimentaire des officiers dans les hôpitaux militaires sert de base aux distributions d'aliments à faire aux officiers de santé de garde, et que tout en accordant à ces derniers ce que le règlement leur alloue, on doit se refuser à toute prétention qui tendrait à introduire des abus dans cette partie du service.

En conséquence, il demeure incontestable, suivant l'interprétation la plus rationnelle du règlement sur cet objet.

1° Que les aliments dits particuliers pour les officiers et qui sont indiqués au tarif E 3, lorsqu'ils sont prescrits en deux espèces, ne peuvent être distribués qu'en demi-portion pour chaque espèce ;

2° Que c'est d'après cette base et par analogie qu'on doit régler la portion entière d'aliments attribuée par le règlement du 1er avril 1831 aux officiers de santé et d'administration de garde dans les hôpitaux.

A ces explications je dois en ajouter une autre qui m'a paru n'être pas sans utilité, d'après quelques renseignements qui me sont parvenus : c'est que les officiers de santé et les officiers d'administration de garde doivent consommer leur portion d'aliments dans l'hôpital même, sans pouvoir admettre personne à y prendre part, ni en emporter une partie au dehors pour quelque motif que ce soit.

Vous voudrez bien, Messieurs, notifier les dispositions ci-dessus à MM. les officiers de santé et les officiers d'administration attachés aux hôpitaux dont la surveillance vous est confiée et en assurer, chacun en ce qui vous concerne, la stricte exécution.

———

L'esprit des règlements qui régissent le service des hôpitaux, étant tout entier dans les idées d'ordre, de philanthropie qui les ont inspirées, et dans la conférence de ces règlements avec ceux qui les ont précédés, il importe de suivre leur filiation. Voici relativement au régime alimentaire des officiers, les dispositions des anciennes ordonnances.

Extrait de l'ordonnance du 1er janvier 1747.

La portion d'aliments pour chaque malade ou blessé sera, comme elle a toujours été par jour, d'une livre de viande, poids de marc, deux tiers de bœuf, et l'autre tiers de veau ou de mouton ; laquelle livre, cuite et sans os, reviendra à dix onces ; de vingt-quatre onces de pain entre le bis et le blanc, aussi poids de marc, de pur froment, ou de *vingt onces de pain blanc*, au choix du médecin et du chirurgien-major dans chaque hôpital, et d'une chopine, mesure de Paris, de vin blanc ou rouge, avec le sel et le vinaigre nécessaires.

Il sera aussi fourni par les entrepreneurs, des œufs dans les bouillons, des œufs frais, de la tisane commune pour les boissons ordinaires, de la panade, du lait, de la bouillie, du riz et des pruneaux ; mais dans le cas seulement ou ces aliments auront été ordonnés, comme régime, par les médecins et chirurgiens-majors, *attendu que lesdites denrées ne font point partie de la portion ordinaire.*

A l'égard des officiers, il leur sera fourni le double en valeur, ainsi qu'il sera plus particulièrement réglé par l'intendant du département, eu égard aux prix des denrées et à la qualité de celles que le pays produit dans le lieu où chaque hôpital sera situé.

Extrait de l'ordonnance du 1er janvier 1780.

La portion d'aliments pour chaque malade, à l'usage du gras

seulement, sera par jour d'une livre de viande, poids de marc, deux tiers de bœuf et un tiers de veau ou de mouton; et cette livre, cuite et sans os, reviendra à dix onces. Sa Majesté ne voulant pas qu'à l'avenir la quantité et la qualité du pain dépendent du choix arbitraire de ses officiers de santé, elle fixe irrévocablement la portion de pain à vingt-quatre onces, aussi poids de marc : ce pain sera fait de pur froment, et sa qualité sera entre le bis et le blanc; il doit être bien travaillé, bien fermenté et bien cuit. La portion de vin sera d'une chopine, mesure de Paris ; l'entrepreneur fournira du vin rouge par préférence au vin blanc, ainsi que le sel, le vinaigre et les œufs qui seront jugés nécessaires.

Ordonne pareillement Sa Majesté audit entrepreneur de fournir la tisane commune pour les boissons ordinaires, de la panade, du lait, des pruneaux, dans tous les cas où ces aliments auront été prescrits, attendu que lesdites denrées ne font point partie de la portion ordinaire des malades qui sont dans le cas d'un régime *mixte*, animal et végétal.

A l'égard des officiers, il sera fourni une portion double, et leurs aliments seront préparés d'une manière conforme à leur état, et selon les ordonnances des officiers de santé, qui cependant auront égard aux prix des denrées et à la qualité de celles que le pays produit dans le lieu où chaque hôpital sera situé.

Extrait de l'ordonnance du 2 mai 1781.

La portion d'aliments, pour chaque malade ou blessé, sera, comme elle a toujours été, par jour, d'une livre de viande, poids de marc, deux tiers de bœuf et l'autre tiers de veau ou de mouton; laquelle livre, cuite et sans os, reviendra à dix onces; de vingt-quatre onces de pain entre le bis et le blanc, aussi poids de marc, de pur froment, et d'une chopine, de Paris, vin blanc ou rouge, avec le sel et le vinaigre nécessaires.

Il sera aussi fourni par les directeurs, des œufs dans les bouillons, des œufs frais, de la tisane commune pour les boissons ordinaires, de la panade, du lait, de la bouillie, du riz et des pruneaux, mais dans le cas seulement où ces aliments auront été ordonnés comme régime par les médecins et chirurgiens-majors, *attendu que lesdites denrées ne font point partie de la portion ordinaire.*

A l'égard des officiers, il leur sera fourni le double en valeur ;

mais pour éviter toutes difficultés sur ce point, les médecin et chirurgien-major, d'après le régime qu'ils croiront devoir prescrire à chacun desdits officiers, régleront, avec l'approbation des commissaires des guerres, ce qui devra être mis de viande à la marmite pour eux, les légers aliments et la quantité de pain qui leur seront fournis'; de manière que le directeur de l'hôpital puisse connaître précisément, d'après les feuilles de visites, ce qu'il devra donner en aliments *ou* légers aliments aux officiers malades.

Extrait du règlement du 20 juin 1792, sanctionné par le Roi le 5 mai suivant.

La portion d'aliments pour chaque malade ou blessé sera, comme elle a toujours dû être, par jour, d'une livre de viande, poids de marc, deux tiers de bœuf et l'autre tiers de veau ou de mouton, laquelle livre, cuite et sans os, reviendra à dix onces; de vingt-quatre onces de pain de pur froment, entre le bis et le blanc, bien cuit, et d'une chopine de vin de bonne qualité, et vieux, autant qu'il sera possible. Le directeur fournira le sel et le vinaigre nécessaires.

Il sera aussi fourni par lui, des œufs, de la panade, du riz, de la bouillie et des pruneaux, lorsque ces aliments auront été *spécialement* prescrits par les officiers de santé de l'hôpital.

A l'égard des officiers et employés traités comme tels, il leur sera fourni le double en valeur, des quantités d'aliments ci-dessus fixés ; mais pour éviter toutes difficultés sur ce point, le médecin et le chirurgien-major, d'après le régime qu'ils croiront devoir ordonner à chacun desdits officiers, prescriront *nominativement* ce qui doit être mis de viande à la marmite pour eux, les légers aliments, et la quantité de pain et de vin qui seront fournis à chacun d'eux.

Extrait du décret du 3 ventôse an 2.

La portion d'aliments pour chaque malade ou blessé sera, par jour, d'une livre de viande, poids de marc, deux tiers de bœuf et l'autre tiers de veau ou de mouton, laquelle livre, cuite et sans os, doit revenir à dix onces; de vingt-quatre onces de pain de pur froment entre le bis et le blanc, bien cuit, et d'une chopine de vin de bonne qualité et vieux. Il sera fourni aux malades le vinaigre et le sel nécessaires.

6.

Il sera donné des œufs, de la panade, du riz et des pruneaux, lorsque ces légers aliments auront été *spécialement* prescrits par les officiers de santé.

Le décret du 3 ventôse an 2 cité ci-dessus ne contient aucune disposition particulière relativement au régime alimentaire des officiers.

Extrait du règlement du 30 floréal an 4, et de l'arrêté du 24 thermidor an 8.

La portion d'aliments pour chaque malade ou blessé, sera, par jour, d'une livre de viande, poids de marc, deux tiers de bœuf et l'autre tiers de veau ou de mouton; laquelle livre, cuite et sans os, doit revenir à peu près à neuf onces; de vingt-quatre onces de pain entre le bis et le blanc, de pur froment et bien cuit, et d'une chopine de vin de bonne qualité, et vieux autant qu'il sera possible; il sera fourni, en outre, le sel et le vinaigre nécessaires.

Les aliments extraordinaires connus dans les hôpitaux sous le titre de légers aliments consisteront en œufs à la coque, en pruneaux, en lait simple, bouillie au lait, panades, riz au gras et riz au lait; ils pourront être ordonnés, *par supplément,* en une seule espèce seulement, aux malades qui, étant au régime gras, seront à la demi-portion et au-dessous : les panades et riz au gras tenant alors lieu de soupe, attendu que la portion de bouillon de ces malades y est employée. A l'égard des malades qui seront au régime végétal, les officiers pourront ordonner ces légers aliments en deux espèces.

Les officiers de santé pourront, ainsi qu'il est d'usage pour les aliments ordinaires, diviser les légers aliments, lors de leurs visites, en portions entières, trois quarts, demie et quart.

Les règlements cités ci-dessus ne contiennent aucunes dispositions particulières relativement au régime alimentaire des officiers.

ANNEXE D.

—

TABLEAU

Des formules des prescriptions alimentaires avec indications des abréviations.

RÉGIME GRAS.

—

Portion entière.

Portion entière.	P.
Portion entière.—Légumes.	P. Lég.

Portion trois-quarts.

Trois-quarts.	3 Q.
Trois-quarts.—Légumes.	3 Q. Lég.

Portion demie.

Demie.	M.
Demie.—Côtelette.	M. Côt.
Demie.—Légumes.	M. Lég.
Demie.—Poisson.	M. Pss.
Demie.—Pruneaux (a).	M. Pr.
Demie.—Bœuf, légumes.	M. Bf. Lég.
Demie.—Bœuf, poisson.. . . . . . . , ...	M. Bf. Pss.
Demie.—Bœuf, pruneaux (b).	M. Bf. Pr.

(a) Ou tout autre aliment léger distribué en portion entière.
(b) Ou tout autre aliment léger distribué en demi-portion.

Demie.—Côtelette, légumes..........   M. Côt. Lég.
Demie.—Côtelette, poisson..........   M. Côt. Pss.
Demie.—Côtelette, pruneaux (b)......   M. Côt. Pr.

Portion quart.

Quart.....................	Q.
Quart.—Côtelette.............	Q. Côt.
Quart.—Légumes.............	Q. Lég.
Quart.—Poisson.............	Q. Pss.
Quart.—Pruneaux (a).........	Q. Pr.
Quart.—Bœuf, légumes.........	Q. Bf. Lég.
Quart.—Bœuf, poisson.........	Q. Bf. Pss.
Quart.—Bœuf, pruneaux (b)......	Q. Bf. Pr.
Quart.—Côtelette, légumes........	Q. Côt. Lég.
Quart.—Côtelette, poisson........	Q. Côt. Pss.
Quart.—Côtelette, pruneaux (b).....	Q. Côt. Pr.
Quart.—Légumes, poisson........	Q. Lég. Pss.
Quart.—Pruneaux (b), omelette (b).....	Q. Pr. OM.
Quart.—Légumes, pruneaux (b).......	Q. Lég. Pr.
Quart.—Poisson, pruneaux (b).......	Q. Pss. Pr.
Quart.—Riz (c), poisson.........	Q. Rz. Pss.
Quart.—Riz (c), pruneaux (a).......	Q. Rz. Pr.
Quart.—Panade, poisson.........	Q. Pde. Pss.
Quart.—Panade, pruneaux (a).......	Q. Pde. Pr.
Quart.—Demi-panade, poisson......	Q. $\frac{1}{2}$ Pde. Pss.
Quart.—Demi-panade, pruneaux (a)....	Q. $\frac{1}{2}$ Pde. Pr.
Quart.—Riz (c), légumes.........	Q. Rz. Lég.
Quart.—Panade, légumes.........	Q. Pde. Lég.
Quart.—Demi-panade, légumes......	Q. $\frac{1}{2}$ Pde. Lég.
Quart.—Riz (c), bœuf...........	Q. Rz. Bf.
Quart.—Riz (c), côtelette.........	Q. Rz. Côt.
Quart.—Panade, bœuf..........	Q. Pde. Bf.
Quart.—Panade, côtelette........	Q. Pde. Côt.
Quart.—Demi-panade, bœuf.......	Q. $\frac{1}{2}$ Pde. Bf.
Quart.—Demi-panade, côtelette......	Q. $\frac{1}{2}$ Pde. Côt.

(a) Ou tout autre aliment léger distribué en portion entière.

(b) Ou tout autre aliment léger distribué en demi-portion.

(c) Ou tout autre potage distribué en portion entière.

Portion dite Soupe de pain.

Soupe.—Pruneaux (*a*).	S. Pr.
Soupe.—Riz (*b*), pruneaux (*a*).	S. Rz. Pr.
Soupe.—Panade, pruneaux (*a*).	S. Pde. Pr.
Soupe.—Pruneaux (*c*), omelette (*c*).	S. Pr. OM.
Soupe.—Riz (*b*), pruneaux (*c*), omelette (*c*).	S. Rz. Pr. OM.
Soupe.—Panade, pruneaux(*c*), omelette (*c*).	S. Pde. Pr. OM.
Soupe.—Légumes.	S. Lég.
Soupe.—Poisson.	S. Pss.
Soupe.—Riz (*b*), légumes.	S. Rz. Lég.
Soupe.—Riz (*b*), poisson.	S. Rz. Pss.
Soupe.—Panade, légumes..	S. Pde. Lég.
Soupe.—Panade, poisson.	S. Pde. Pss.

Diète.—Potages.

Diète.—Riz (*b*).	D. Rz.
Diète.—Demi-riz (*d*).	D. $\frac{1}{2}$ Rz.
Diète.—Panade.	D. Pde.
Diète.—Demi-panade.	D. $\frac{1}{2}$ Pde.
Diète.—Riz (*b*), pruneaux (*e*).	D. Rz. Pr.
Diète.—Demi-riz (*d*), pruneaux (*e*).	D. $\frac{1}{2}$ Rz. Pr.
Diète.—Panade, pruneaux (*e*).	D. Pde. Pr.
Diète.—Demi-panade, pruneaux (*e*).. . . .	D. $\frac{1}{2}$ Pde. Pr.
Diète.—Riz (*b*), demi-pruneaux (*e*).	D. Rz. $\frac{1}{2}$ Pr.
Diète.—Demi-riz (*d*), demi-pruneaux (*e*). .	D. $\frac{1}{2}$ Rz. $\frac{1}{2}$ Pr.
Diète.—Panade, demi-pruneaux (*e*).	D. Pde. $\frac{1}{2}$ Pr.
Diète.—Demi-panade, demi-pruneaux (*e*). .	D. $\frac{1}{2}$ Pde. $\frac{1}{2}$ Pr.

(*a*) Ou tout autre aliment léger distribué en portion entière.

(*b*) Ou tout autre potage distribué en portion entière.

(*c*) Ou tout autre aliment léger distribué en demi-portion.

(*d*) Ou tout autre potage distribué en demi-portion.

(*e*) Ou une portion de pommes. Aux termes de la note ministérielle du 26 juillet 1844, les aliments légers qui peuvent être distribués aux malades à la diète sont les pommes et les pruneaux.

Diète.—Bouillon.

Diète.—Bouillon.	D. B.
Diète.—Bouillon, pruneaux (*d*).	D. B. Pr.
Diète.—Bouillon, demi-pruneaux (*b*). . . .	D. B. ½ Pr.

RÉGIME MAIGRE.

Portion demie.

Demie.—Légumes.	M. Lég.
Demie.—Poisson.	M. Pss.
Demie.—Pruneaux (*e*).	M. Pr.
Demie.—Légumes, poisson.	M. Lég. Pss.
Demie.—Légumes, pruneaux (*f*).	M. Lég. Pr.
Demie.—Pruneaux (*f*), omelette (*f*). . . .	M. Pr. OM.
Demie.—Poisson, pruneaux (*f*).	M. Pss. Pr.

Portion quart.

Quart.—Légumes.	Q. Lég.
Quart.—Poisson.	Q. Pss.
Quart.—Pruneaux (*e*).	Q. Pr.
Quart.—Légumes, poisson.	Q. Lég. Pss.
Quart.—Légumes, pruneaux (*f*).	Q. Lég. Pr.

(*b*) Ou une demi-portion de pommes.

(*d*) Ou une portion entière de pommes. *Nota.* Ainsi qu'on l'a fait connaître par une note précédente, les aliments légers qui peuvent être distribués aux malades à la diète sont les pommes et les pruneaux.

(*e*) Ou tout autre aliment léger distribué à portion entière.

(*f*) Ou tout autre aliment léger distribué à demi-portion.

Quart.—Pruneaux (a), omelette (a). . . . . Q. Pr. OM.
Quart.—Poisson, pruneaux (a). . . . . Q. Pss. Pr.
Quart.—Riz (b), poisson. Q. Rz. Pss.
Quart.—Riz (b), pruneaux (c). . . . . Q. Rz. Pr.
Quart.—Panade, poisson. . . . . Q. Pde. Pss.
Quart.—Panade, pruneaux (c). . . . . Q. Pde. Pr.
Quart.—Demi-panade, poisson. . . . . Q. ½ Pde. Pss.
Quart.—Demi-panade, pruneaux (c). . . . . Q. ½ Pde. Pr.
Quart.—Soupe, poisson. Q. S. Pss.
Quart.—Soupe, pruneaux (c). . . . . Q. S. Pr.
Quart.—Riz (b), légumes. . . . . Q. Rz. Lég.
Quart.—Panade, légumes. . . . . Q. Pde. Lég.
Quart.—Demi-panade, légumes. . . . . Q. ½ Pan. Lég.
Quart.—Soupe, légumes. Q. S. Lég.
Quart.—Riz (b), légumes, poisson. . . . . Q. Rz. Lég. Pss.
Quart.—Riz (b), légumes, pruneaux (a). . . . . Q. Rz. Lég. Pr.
Quart.—Riz (b), pruneaux (a), omelette (a). . . . . Q. Rz. Pr. OM.
Quart.—Riz (b), poisson, pruneaux (a). . . . . Q. Rz. Pss. Pr.
Quart.—Panade, légumes, poisson. . . . . Q. Pde. Lég. Pss.
Quart.—Panade, légumes, pruneaux (a). . . . . Q. Pde. Lég. Pr.
Quart.—Panade, pruneaux (a), omelette (a). . . . . Q. Pde. Pr. OM.
Quart.—Panade, poisson, pruneaux (a). . . . . Q. Pde. Pss. Pr.
Quart.—Demi-panade, légumes, poisson. . . . . . . Q. ½ Pde. Lég. Pss.
Quart.—Demi-panade, légumes, pruneaux (a) . . . Q. ½ Pde. Lég. Pr.
Quart.—Demi-pan., prun. (a), omelette (a). . . . . . Q. ½ Pde. Pr. OM.
Quart.—Demi-panade, poisson, pruneaux (a). . . . Q. ½ Pde. Pss. Pr.
Quart.—Soupe, légumes, poisson. . . . . Q. S. Lég. Pss.
Quart.—Soupe, légumes, pruneaux (a). . . . . Q. S. Lég. Pr.
Quart.—Soupe, pruneaux (a), omelette (a). . . . . . Q. S. Pr. OM.
Quart.—Soupe, poisson, pruneaux (a). . . . . Q. S. Pss. Pr.

Portion dite Soupe de pain.

Soupe.—Pruneaux (c). . . . . S. Pr.

(a) Ou tout autre aliment léger distribué en demi-portion.
(b) Ou tout autre potage distribué en portion entière.
(c) Ou tout autre aliment léger distribué en portion entière.

Soupe.—Riz (*c*), pruneaux (*a*).	S. Rz. Pr.
Soupe.—Demi-panade, pruneaux (*a*).	S. ½ Pde. Pr.
Soupe.—Soupe, pruneaux (*a*).	S. S. Pr.
Soupe.—Pruneaux (*b*), omelette (*b*).	S. Pr. OM.
Soupe. - Riz (*c*), pruneaux (*b*), omelette (*b*).	S. Rz. Pr. OM.
Soupe.—Soupe, pruneaux (*b*), omelette (*b*).	S. S. Pr. OM.
Soupe.—Demi-pan., prun. (*b*), omelette (*b*).	S. ½ Pde. Pr. OM.
Soupe.—Légumes.	S. Lég.
Soupe.—Poisson.	S. Pss.
Soupe.—Riz (*c*), légumes.	S. Rz. Lég.
Soupe.—Riz (*c*), poisson.	S. Rz. Pss.
Soupe.—Demi-panade, légumes.	S. ½ Pde. Lég.
Soupe.—Demi-panade, poisson.	S. ½ Pde. Pss.
Soupe.—Soupe, légumes.	S. S. Lég.
Soupe.—Soupe, poisson.	S. S. Pss.

Diète.—Potages.

Diète.—Riz (*c*).	D. Rz.
Diète.—Demi-riz (*d*).	D. ½ Rz.
Diète.—Panade.	D. Pde.
Diète.—Demi-panade.	D. ½ Pde.
Diète.—Riz (*c*), pruneaux (*e*).	D. Rz. Pr.
Diète.—Demi-riz (*d*), pruneaux (*e*).	D. ½ Rz. Pr.
Diète.—Panade, pruneaux (*e*).	D. Pde. Pr.
Diète.—Demi-panade, pruneaux (*e*).	D. ½ Pde. Pr.
Diète.—Riz (*c*), demi-pruneaux (*f*).	D. Rz. ½ Pr.
Diète.—Demi-riz (*d*), demi-pruneaux (*f*).	D. ½ Rz. ½ Pr.
Diète.—Panade, demi-pruneaux (*f*).	D. Pde. ½ Pr.
Diète.—Demi-panade, demi-pruneaux (*f*).	D. ½ Pde. ½ Pr.
Diète.—Soupe.	D. S.

(*a*) Ou tout autre aliment léger distribué en portion entière.
(*b*) Ou tout autre aliment léger distribué en demi-portion.
(*c*) Ou tout autre potage distribué en portion entière.
(*d*) Ou tout autre potage distribué en demi-portion.
(*e*) Ou une portion entière de pommes.
(*f*) Ou une demi-portion de pommes.

Diète.—Soupe, pruneaux (*b*). . . . .   D. S. Pr.
Diète.—Soupe, demi-pruneaux (*a*). . . . .   D. S. $\frac{1}{2}$ Pr.

Diète.—Bouillon.

Diète.—Bouillon. . . . .   D. B.
Diète.—Bouillon, pruneaux (*b*). . . . . . .   D. B. Pr.
Diète.—Bouillon, demi-pruneaux (*a*). . . .   D. B. $\frac{1}{2}$ Pr.

DIÈTE.

Sans bouillon ni potages.

Diète.—Lait. . . . .   D. L.
Diète.—Pruneaux (*b*). . . . .   D. Pr.
Diète.—Demi-pruneaux (*a*). . . . .   D. $\frac{1}{2}$ Pr.
Diète absolue. . . . .   D. A.

(*a*) Ou une demi-portion de pommes.

(*b*) Ou une portion entière de pommes.

Nota. Aux termes de la note ministérielle du 26 juillet 1841, les aliments légers qui peuvent être distribués aux malades à la diète sont les pommes et les pruneaux.

Lorsque les potages (riz, vermicelle, semoule, soupes) sont prescrits au lait on ajoute une L. Exemple : vermicelle au lait, *verm. L.*; semoule au lait, *sem. L.*, etc.

RÉSUMÉ SYNOPTIQUE

*Des dispositions contenues dans les circulaires ministé-
rielles des 7 août 1843 et 26 juillet 1844.*

———

Nota. Les légumes, le poisson, les aliments légers, les potages et les panades sont imprimés en *italiques* lorsqu'ils sont distribués en *demi-portion*.

RÉGIME GRAS.

		Portion / Diète		
P.	P. Lég.	*Portion entière.*	» » »	» » »
3 Q.	3 Q. Lég.	*Portion 3 quarts.*	» » »	» » »
M.	* M. Pss.	*Portion demie.*	M. Bf. *Pss.*	M. Côt. *Pss.*
M. Côt.	* M. Pr. (1).		M. Bf. *Pr.* (1).	M. Côt. *Pr.* (1).
* M. *Lég.*	M. Bf. *Lég.*		M. Côt. *Lég.*	» » »
Q.	Q. Côt. *Lég.*	*Portion quart.*	Q. Rz. (2). Côt.	* Q. Pde. Pr. (1).
Q. Côt.	Q. Côt. *Pss.*		* Q. Rz. (2). *Lég.*	Q. ½ *Pde.* Bf.
* Q. *Lég.*	Q. Côt. Pr. (1).		* Q. Rz. (2). Pss.	Q. ½ *Pde.* Côt.
* Q. Pss.	* Q. *Lég.* *Pss.*		* Q. Rz. (2). Pr. (1).	* Q. ½ *Pde.* *Lég.*
* Q. Pr. (1).	* Q. *Lég.* *Pr.* (1).		Q. Pde. Bf.	* Q. ½ *Pde.* Pss.
Q. Bf. *Lég.*	* Q. *Pss.* *Pr.* (1).		Q. Pde. Côt.	* Q. ½ *Pde.* Pr. (1).
Q. Bf. *Pss.*	* Q. *Pr.* (1). *Om.* (1).		* Q. Pde. *Lég.*	» » »
Q. Bf. *Pr.* (1).	Q. Rz. (2). Bf.		* Q. Pde. Pss.	» » »
S. *Lég.*	S. *Pr.* (1). *Om.* (1).	*Portion Soupe.*	S. Rz. (2). *Pr.* (1).	S. *Pde.* Pss.
S. *Pss.*	S. Rz. (2). *Lég.*		S. Rz. (2). *Pr.* (1). *Om.* (1).	S. *Pde.* Pr. (1).
S. Pr. (1).	S. Rz. (2). *Pss.*		S. *Pde.* *Lég.*	S. *Pde.* *Pr.* (1). *Om.* (1).
D. Rz. (2).	D. Rz. (2). ½ *Pr.* (4).	*Diète Potage.*	D. Pde.	D. Pde. ½ *Pr.* (4).
D. ½ *Rz.* (2).	D. ½ *Rz.* (2). Pr. (3).		D. ½ *Pde.*	D. ½ *Pde.* Pr. (3).
D. Rz. (2). Pr. (3).	D. ½ *Rz.* (2). ½ *Pr.* (4).		D. Pde. Pr. (2).	D. ¼ *Pde.* ⅓ *Pr.* (4).
D. B.	D. B. Pr. (2).	*Diète Bouillon.*	D. B. ½ *Pr.* (4).	» » »

(1) Ou tout autre aliment léger. — Oeufs frits, sur le plat, en omelette, à la coque. Raisins frais. — Pommes cuites.
(2) Ou tout autre potage. — Vermicelle. — Pâtes féculantes.
(3) Ou une portion de pommes cuites.
(4) Ou une demi-portion de pommes cuites.
* Sans viande.

RÉGIM MAIGRE.

Portion demie.

M. Lég.	M. Pr. (1).	M. Lég. Pr. (1).	M. Pr. (1). Om. (1).
M. Pss.	M. Lég. Pss.	M. Pss. Pr. (1).	» » »

Portion quart.

Q. Lég.	Q. Rz. (2). Pr. (1).	Q. Pde. Lég. Pr. (1).	Q. $\frac{1}{2}$ Pde. Pr. (1). Om. (1).
Q. Pss.	Q. Rz. (2). Lég. Pss.	Q. Pde. Pss. Pr. (1).	Q. S*. Lég.
Q. Pr. (1).	Q. Rz. (2). Lég. Pr. (1).	Q. Pde. Pr. (1). Om. (1).	Q. S*. Pss.
Q. Lég. Pss.	Q. Rz. (2). Pss. Pr. (1).	Q. $\frac{1}{2}$ Pde. Lég.	Q. S*. Pr. (1).
Q. Lég. Pr. (1).	Q. Rz. (2). Pr. (1). Om. (1).	Q. $\frac{1}{2}$ Pde. Pss.	Q. S*. Lég. Pss.
Q. Pss. Pr. (1).	Q. Pde. Lég.	Q. $\frac{1}{2}$ Pde. Pr. (1).	Q. S*. Lég. Pr. (1).
Q. Pr. (1). Om. (1).	Q. Pde. Pss.	Q. $\frac{1}{4}$ Pde. Lég. Pss.	Q. S*. Pss. Pr. (1).
Q. Rz. (2). Lég.	Q. Pde. Pr. (1).	Q. $\frac{1}{4}$ Pde. Lég. Pr. (2).	Q. S*. Pr. (1). Om. (1).
Q. Rz. (2). Pss.	Q. Pde. Lég. Pss.	Q. $\frac{1}{2}$ Pde. Pss. Pr. (1).	» » » »

Portion soupe.

S. Lég.	S. Rz. (2). Lég.	S. Pde. Lég.	S. S*. Lég.
S. Pss.	S. Rz. (2). Pss.	S. Pde. Pss.	S. S*. Pss.
S. Pr. (1).	S. Rz. (2). Pr. (1).	S. Pde. Pr. (1).	S. S*. Pr. (1).
S. Pr. (1). Om. (1).	S. Rz. (2). Pr. (1). Om. (1).	S. Pde. Pr. (1). Om. (1).	S. S* Pr. (1). Om. (1).

Diète potages.

D. Rz (2).	D. $\frac{1}{2}$ Rz. (2). Pr. (3).	D. Pde. Pr. (3).	D. S*.
D. $\frac{1}{2}$ Rz. (2).	D. $\frac{1}{2}$ Rz. (2). $\frac{1}{2}$ Pr. (4).	D. Pde. $\frac{1}{2}$ Pr. (4).	D. S*. Pr. (1).
D. Rz. (1). Pr. (2).	D. Pde.	D. $\frac{1}{2}$ Pde. Pr. (3).	D. S*. $\frac{1}{2}$ Pr. (4).
D. Rz. (2). $\frac{1}{2}$ Pr. (1).	D. $\frac{1}{2}$ Pde.	D. $\frac{1}{2}$ Pde. $\frac{1}{2}$ Pr. (4).	» » »

Diète bouillon.

D. B.	D. B. Pr. (3).	D. B. $\frac{1}{4}$ Pr. (1).	» » »

DIÈTE.

Sans bouillon potage.

D. Pr.	D. $\frac{1}{4}$ Pr. (4).	D. L.	D. A.

(1) Ou tout autre aliment léger.— Œufs frits, sur le plat, en omelette, à la coque. — Raisins frais.—Pommes cuites.

(2) Ou tout autre potage.—Vermicelle.—Pâtes féculantes.—Bouillie.

NOTA. * Lorsque les riz, vermicelle, pâtes féculantes et les soupes sont prescrits

(3) Ou une portion de pommes cuites.

(4) Ou une 1|2 portion de pommes cuites.

au lait on ajoute un L. à la suite.—Exemple Rz L.—S. L.

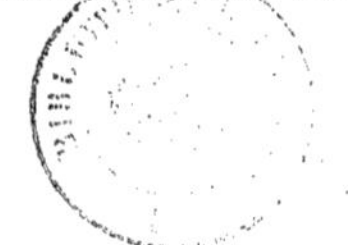

ANNEXE F.

—

RÉGIME ALIMENTAIRE

Des malades civils dans les établissements hospitaliers.

———

Nota. Aux termes de l'instruction du 20 novembre 1836, de M. le ministre de l'intérieur, sur l'organisation des économats, le règlement du service intérieur dans chaque établissement, doit déterminer un régime alimentaire pour les malades ; fixer les denrées qui doivent être données en consommation, ainsi que les quantités qui doivent entrer dans la composition des portions. Ces prescriptions ont été confirmées, et l'application en a été faite dans le modèle de règlement du service intérieur, donné par la circulaire du 31 janvier 1840 : mais, ainsi que le font remarquer MM. Durieu et Roche, dans leur répertoire de l'administration et de la comptabilité des établissements de bienfaisance, les indications que présente ce modèle sont extrêmement sommaires : elles se bornent à quelques exemples pour la nature et la quotité des rations. Sur ce point, il a paru utile de faire connaître le système adopté dans les hôpitaux civils de Paris. Le règlement, approuvé en 1841 par M. le ministre de l'intérieur, sur la proposition du conseil général, renferme des dispositions qui paraissent pouvoir être appliquées avec avantage dans tous les établissements du royaume. Ce règlement, disent MM. Durieu et Roche, embrasse la généralité du service des consommations alimentaires, et il forme, sous ce point de vue, un complément indispensable de l'instruction du 20 novembre 1836, sur la comptabilité des matières.

Différents degrés d'alimentation ou de prescription.

Les malades peuvent être, selon les prescriptions journalières des médecins, soumis à l'un des degrés d'alimentation qui suivent : 1° à la diète absolue ; 2° à la diète simple, ou au bouillon ; 3° aux potages ou aux soupes ; 4° aux aliments solides, subdivisés en cinq degrés, depuis une portion jusqu'à cinq portions.

Les malades à la *diète absolue* ne reçoivent aucun aliment, ni bouillon, ni aucune espèce de boisson alimentaire.

Les malades à la *diète simple* reçoivent, pour vingt-quatre heures, selon que la prescription en est faite, depuis un jusqu'à quatre bouillons gras, ou de une à quatre portions de lait, ou de une à deux portions de vin, ou l'une ou l'autre de ces boissons simultanément dans les limites de quatre portions.

7.

Les malades, *aux potages et aux soupes*, reçoivent, pour vingt-quatre heures, selon que la
prescription en est faite, deux bouillons gras, un
ou deux potages ou soupes, soit au gras, soit au
lait, ou simultanément un potage et une soupe.
Les médecins peuvent, quand ils le jugent nécessaire, ajouter aux prescriptions ci-dessus, une
ou deux portions de lait, ou de une à deux portions de vin.

Il est alloué pour l'exécution des prescriptions ci-dessus.

Pour chaque bouillon.		25 centil.
Pour chaque portion de lait.		20 id.
Pour chaque portion de vin.		10 id.
Pour chaque potage.	Bouillon.	30 centil.
	Riz.	30 gram.
	Vermicelle.	30 id.
	Semoule.	30 id.
Pour chaque soupe.	Bouillon.	30 cent.
	Pain blanc.	50 gram.
Pour chaque bouillie.	Lait.	30 cent.
	Farine.	20 gram.

Les malades *aux aliments solides*, reçoivent,
pour vingt-quatre heures, suivant la prescription,
une, deux, trois, quatre ou cinq portions com-
posées des denrées et quantités ci-après, divisées
en deux distributions, savoir :

NOTA. Les quantités indiquées ci-après sont celles allouées après
préparation.

Malades à une portion.

1°.	Pain blanc.	120 gram.
2°	Vin, 1, 2, ou 3 portions de.	10 cent.
	Ou lait, 1, 2, 3, 4 ou 5 portions de.	20 id.

3° { — 2 Potages ou soupes au gras de. . . . . 30 centil.
   { Ou 2　*id*.　　　*id*.　au lait de. . . . . 30 id.

4° { — Volaille. . . . . 80 gram.(1).
   { Ou poissons frais. . . . . 80 id. (1).
   { Ou œufs frais. . . . . 1 nombre.

5° { — Légumes de saison. . . . . 10 cent. (2).
   { Ou pommes cuites. . . . . 1 nombre.
   { Ou gelée de groseille. . . . . 30 gram.

Malades à 2 portions.

1° { Pain blanc. . . . . 240 gram.

2° { — Vin : 1, 2, ou 3 portions de. . . . . . . 10 cent.
   { Ou lait : 1, 2, 3, 4 ou 5 portions de. . . . 20 id.

3° { — 2 Potages ou soupes au gras de. . . . . 30 id.
   { Ou 2　*id*.　　　*id*.　au lait de. . . . 30 id.

4° { — Viande rôtie. . . . . 100 gram.(2).

5° { —Légumes de saison. . . . . 20 cent.(3).
   { Ou œufs frais. . . . . 2 nombre.
   { Ou pommes cuites. . . . . 2 id.
   { Ou pruneaux. . . . . 12 cent.(4).

Malades à 3 portions.

1° { Pain blanc. . . . . 360 gram.

2° { Vin, 1, 2, 3, 4 ou 5 portions de. . . . . 10 cent.
   { Ou lait 1, 2, 3, 4 ou 5 portions de. . . . . 20 id.

3° { 2 Potages ou soupes au gras de. . . . . 30 id.
   { Ou 2　*id*.　　　*id*.　au lait de. . . . 30 id.

4° { Viande bouillie . . . . 150 gram.

5° { Légumes frais. . . . . 30 cent. (5).
   { Ou pommes de terre. . . . . 45 id. (5).
   { Ou légumes secs en purée. . . . . 24 id. (6).
   { Ou œufs. . . . . 2 nombre.
   { Ou pruneaux. . . . . 18 cent. (1).

---

(1) Les quantités allouées avant préparation sont fixées à 120 gram.
(2) Les quantités　　　id.　　　id.　　　à 150 gram.
(3) Les quantités　　　id.　　　id.　　　à 300 id.
(4) Les quantités　　　id.　　　id.　　　à 80 id.
(5) Les quantités　　　id.　　　id.　　　à 450 id.
(6) Les quantités　　　id.　　　id.　　　à 12 centil.

Malades à 4 portions.

1° | Pain blanc. . . . . 480 gram.
2° { Vin 1, 2, 3, 4 ou 5 portions de. . . . . 10 cent.
   { Ou lait 1, 2, 3, 4 ou 5 portions de. . . . 20 id.
3° { 2 Soupes grasses de. . . . . 30 id.
   { Ou   *id.*   maigres de. . . . . 30 id.
4° | Viande bouillie.. . . . . 200 gr.
   { — Légumes secs en purée. . . . . 32 cent. (1).
5° { Ou pommes de terre. . . . . 60 id. (2).
   { Ou légumes frais. . . . . 40 id. (2).

Malades à 5 portions.

1° | — Pain blanc. . . . . 600 gram.
2° { — Vin, 1, 2, 3, 4 ou 5 portions de. . . . 10 cent.
   { Ou lait, 1, 2, 3, 4 ou 5 portions de. . . . 20 id.
3° { — 2 Soupes grasses de. . . . . 30 id.
   { Ou   *id.*   maigres de. . . . . 30 id.
4° | — Viande bouillie. . . . . 250 gram.
   { — Légumes secs en purée. . . . . 40 cent. (3).
5° { Ou pommes de terre. . . . . 75 id. (4).
   { Ou légumes frais. . . . . 50 id. (4).

« La prescription par le médecin du degré d'alimentation, entraîne, pour le malade, la distribution des aliments solides, dont ce degré est composé; cependant, les médecins pourront faire des prescriptions extraordinaires en faveur des malades qui se trouveront dans un cas exceptionnel. Dans ce cas, ces prescriptions seront faites sur *bons motivés*.

---

(1) Les quantités allouées avant préparation sont fixées à 16 centil.
(2) Les quantités   id.   id.   à 600 gram.
(3) Les quantités   id.   id.   à 20 centil.
(4) Les quantités   id.   id.   à 750 gram.

« Le nombre des portions de vin et de lait, est subordonné aux prescriptions des médecins. Ces deux boissons peuvent être prescrites à l'exclusion l'une de l'autre, ou simultanément au même malade, pourvu que les quantités réunies de l'une et de l'autre espèce, n'excèdent pas cinq portions.

« Néanmoins, le malade à une ou deux portions d'aliments, ne pourront recevoir plus de trois portions de vin.

« A moins de circonstances extraordinaires, les médecins ou chirurgiens ne doivent pas prescrire à un malade, cinq portions d'aliments solides pendant plus de *cinq jours*. Sont exceptés de cette disposition, les galeux, les dartreux, les scrofuleux, les vénériens, les cancérés et les aliénés en traitement.

« Les malades ne comptent pas pour les vivres le jour de leur entrée ; cependant, ceux qui seront en état de manger, recevront les portions jugées convenables, sur bons particuliers du médecin, ou sur bons de l'élève interne de service, légalisés par le médecin.

« Les malades guéris, sortant des hôpitaux, ont droit, le jour de leur sortie, aux aliments ci-après : une soupe grasse, trois portions de pain, trois portions de vin et cinq portions de viande bouillie. Le malade sortant non guéri, reçoit telle autre combinaison de régime que le médecin veut bien spécifier.

« L'observation rigoureuse du régime prescrit, étant essentielle pour obtenir une prompte guérison, les malades ne peuvent, sous aucun prétexte, exiger d'autres aliments que ceux désignés dans le règlement, ni s'en faire apporter du dehors, sans l'autorisation, *par écrit*, des médecins ou chirurgiens. »

Consommations extraordinaires.

« Sont considérées comme dépenses extraordinaires prévues et classées comme telles dans les comptes, 1° les prescriptions des médecins et chirurgiens, ou des élèves internes, de garde, en faveur des malades entrants ; 2° les prescriptions exceptionnelles des chefs du service de santé sur bons motivés ; 3° les denrées nécessaires au service de la pharmacie, délivrées, chaque jour, sur les bons du chef de service ; 4° les allocations extraordinaires à certaines classes de consommateurs, en vertu de fondations spéciales ; 5° les suppléments alloués aux indigents ou aliénés qui sont accidentellement employés au lieu et place des gens de service et ouvriers compris dans l'organisation du personnel ; 6° les aliments délivrés aux administrés valides et infirmes le jour de leur admission dans l'hospice.

« Les médecins ou chirurgiens qui, dans l'intérêt du service, auraient prolongé leur visite, ou seraient appelés extraordinairement la nuit, pourront réclamer les aliments dont ils auront besoin, et les directeurs et économes devront satisfaire à ces demandes.

Déchet alloué pour épluchage.

« Il est alloué en dépense aux comptables, jusqu'à 25 pour 100 de déchet d'épluchage sur les quantités de légumes de saison , de légumes frais et de pommes de terre qui figurent dans les divers tableaux. Cette allocation de dépense est une moyenne pour tous les légumes ; elle ne pourra pas être dépassée , et elle figurera dans les comptes, sous le titre : *Consommations extraordinaires.* La même allocation de dépense sera admise dans les comptes pour les plantes potagères.

Vinaigre pour préparation.

« Il est alloué cinq litres de vinaigre pour cent kilog. de salsifis, pour aciduler l'eau dans laquelle on met tremper ces légumes avant de les faire cuire.

Déchet alloué sur la viande.

« Il est accordé sur la viande crue, 10 pour 100 pour compensation du déchet de dessiccation de la viande avant sa distribution, du trait donné à chaque pesée, et de quelques débris occasionnés par le dépècement.

« Les consommations extraordinaires, imprévues ou accidentelles, ne seront admises dans les

comptes qu'après qu'elles auront reçu l'approbation de la commission administrative. Sont ran-
gées dans cette catégorie de dépenses, 1° les distributions faites à des personnes employées
temporairement pour les besoins du service intérieur des établissements ; 2° les distributions
faites à des buandiers et buandières, et à des ouvriers et ouvrières de toutes sortes, comme partie du prix de journée pour lequel ils se sont
engagés, pour une ou plusieurs journées ; 3° enfin, toutes les consommations extraordinaires
qui n'ont pas été prévues ou déterminées dans
des articles précédents.

« Toute distribution d'aliments ou de boissons
à des ouvriers appelés du dehors pour l'exécution de leurs travaux, ou à des hommes de peine
qui y amènent les provisions achetées ou demandées aux fournisseurs, sont sévèrement in-
terdites dans tous les établissements. »

PRÉPARATIONS ET ASSAISONNEMENTS.

Surveillance à exercer sur les préparations.

« Les directeurs et les économes peuvent être
rendus responsables des mauvaises préparations;
ils doivent inspecter la cuisine tous les jours, y
goûter les aliments, et s'assurer qu'ils ont été
préparés avec le soin exigé. Les chefs du service
de santé sont invités à inspecter et à déguster
souvent les aliments préparés ou non préparés,
destinés à l'alimentation des malades et des indi-

gents ; ils devront avoir soin de consigner, chaque fois, sur un registre ouvert à cet effet, leur opinion sur la bonne ou la mauvaise qualité des denrées ou des préparations.

« Les directeurs et économes transmettront à l'administration copie des observations consignées sur le registre par les chefs du service de santé; ils y feront droit sur-le-champ dans la latitude laissée par le règlement ; ils attendront les décisions de l'administration pour celles qui s'en écarteraient.

De la préparation du bouillon gras (1).

« La viande crue à mettre à la marmite pour les malades, est calculée d'après les prescrip-

---

(1) Des expériences souvent répétées depuis quelques années, ont fait constater qu'il était utile de prendre toutes les précautions qui vont être indiquées, pour obtenir une bonne qualité de bouillon et une viande cuite à point.—1° Les marmites destinées à la cuisson de la viande doivent être, autant que les localités et la population des établissements le permettent, d'une capacité qui n'excède pas 75 litres ; — 2° On désosse la viande crue, et on la ficelle par paquet de 3 kil. environ ;—3° Les os ainsi dégarnis de la viande, sont concassés et placés au fond des marmites ;—4° La viande, disposée en paquets ficelés, est placée dans les marmites, sur des grilles ou doubles fonds à jour qui la séparent des os ; — 5° L'eau des marmites est encore froide au moment où on y met la viande ; cette eau est en rapport rigoureux avec le poids de la viande et des os ; cette proportion est déterminée par le tarif des assaisonnements ; — 6° Du moment où l'on allume le feu jusqu'à celui où la viande finit d'écumer, ce qui a lieu entre la deuxième et la troisième heure, on entretient dessous les marmites un feu

tions en viande bouillie des jours précédents. La viande destinée aux valides et aux employés, est calculée d'après le nombre des personnes nourries et la quotité de la ration allouée à chacune en viande bouillie. Les économes feront peser devant eux la viande non désossée, destinée à faire le bouillon. Le bouillon gras doit toujours être préparé d'une manière uniforme. Les éco-

---

vif et actif; à partir de cet instant jusqu'à la septième heure, on laisse tomber le feu au degré nécessaire pour obtenir seulement, mais continuellement, une légère ébullition au-dessus des marmites; de cette troisième époque jusqu'au moment où l'on doit retirer la viande des marmites, on n'entretient plus aucun feu dessous; — 7° L'instant où la viande cesse de jeter son écume est aussi celui où l'on sale le bouillon, et où l'on place dans les marmites les filets contenant les plantes potagères et l'oignon brûlé; 8° Le bouillon, pour être bien fait, nutritif et agréable au goût, doit employer huit heures à se faire;—9° La viande doit être retirée des marmites une heure avant la distribution : cette opération s'effectue au moyen des grilles ou doubles fonds qui sont hissés, et enlèvent au même moment toute la viande dont ils sont chargés; la viande reste ainsi suspendue pour s'égoutter au-dessus des marmites l'espace d'une demi-heure; la demi-heure qui suit est employée à constater, par une pesée générale, le poids de la viande cuite obtenue, et ensuite à la découper par portions;—10° La couche de graisse qu'on voit à la surface du bouillon, lorsqu'il est fait, ne constitue pas sa qualité, souvent même cette graisse est nuisible aux consommateurs; en conséquence elle doit être enlevée des marmites dans l'instant qui précède la distribution et après que le bouillon a été reposé.

Dans son rapport présenté au Conseil général des hôpitaux et hospices, la commission médicale de 1841 et 1842 émet l'avis que les résultats seraient encore supérieurs si les marmites étaient par tout *demi-sphériques* et d'une capacité de 50 à 60 litres.

nomes doivent bien se pénétrer de ce qu'il convient de faire pour obtenir toujours un bon bouillon qui est l'aliment le plus utile aux malades et aux vieillards.

« Ils s'assureront si toutes les précautions qui doivent précéder la mise de la viande à la marmite, ont été prises ; si cette viande a été désossée, les os concassés et placés au fond des marmites ; si l'on s'est strictement renfermé dans les prescriptions du règlement pour la quantité d'eau à employer pour faire le bouillon ; si enfin la réduction de l'eau après la cuisson est dans les rapports indiqués par le même règlement (1).

« Dans le cours de la cuisson, ils veilleront à ce que le calorique soit ménagé et distribué à propos et principalement à ce que la viande reste sur le feu huit heures, temps reconnu nécessaire pour la bien cuire, et donner au bouillon toute la force et la qualité voulues.

« Ils s'assureront si la viande cuite est retirée

---

(1) D'après le tarif des assaisonnements le rendement en bouillon est fixé au sixième. Mais d'après des essais tentés dans plusieurs hôpitaux, il a été reçonnu que l'évaporation supposée de 20 litres sur 120 litres d'eau ne s'élève pas ordinairement à cette proportion, et que, tout en variant suivant la nature des appareils dans lesquels on fait le bouillon, suivant les marmites dont on dirige la préparation, se modifiant aussi d'après la quantité de liquide que la viande, les légumes ajoutent à l'eau, elle peut être évaluée en moyenne à un *dixième* de l'eau. Par délibération du 16 novembre 1842, le Conseil général des hôpitaux et hospices a arrêté que le rendement de bouillon sera de 90 litres sur 100 litres d'eau.

des marmites assez à temps avant la distribution pour qu'elle puisse s'égoutter et se raffermir. Ils feront faire devant eux une pesée générale de la viande cuite sans les os, pour constater le rapport de ce poids avec le poids primitif de la viande crue non désossée. Ce rapport doit être de 50 pour 100 environ ; ils feront mesurer tout le bouillon obtenu pour reconnaître et constater ce produit, qui doit être de 200 litres environ pour 100 kilog. de viande crue non désossée. Ils veilleront à ce que la viande soit découpée proprement, et les pesées partielles régulièrement faites pour chaque service ou chaque consommateur.

Ils auront soin de constater chaque jour la quantité de graisse retirée des marmites (1).

Des différentes sortes de préparations.

« Il est recommandé de varier le plus possible les préparations, et de ne pas servir plusieurs fois de suite les mêmes aliments accommodés de la même manière.

« Les denrées pour lesquelles les préparations peuvent être plus facilement variées, sont : les

---

(1) Cette quantité varie en raison des parties de viande qui sont employées, de la grosseur et de la provenance des bœufs ; cependant l'expérience a fait constater que la quantité moyenne de graisse qu'on doit obtenir d'une bonne viande est de 2 kil. 70 gr. pour 100 kil. de viande crue non désossée.

soupes maigres, la viande crue ou cuite, les légumes secs, les légumes frais et de saison, les œufs et le poisson. Toutes les préparations sont permises dès lors qu'elles conviennent au plus grand nombre des consommateurs, et qu'elles ne sont pas plus coûteuses.

Des précautions qu'exigent diverses préparations.

« Les préparations exigent diverses précautions qu'on ne doit jamais négliger : 1° on doit éviter avec soin l'usage des fortes épices et d'une forte salaison dans les préparations faites pour les malades ; 2° on doit faire tremper dans l'eau, la morue et les autres poissons salés, le temps nécessaire pour leur enlever toute âcreté et le superflu du sel qu'ils contiennent ; 3° on doit aussi faire tremper les pruneaux avant de les faire cuire ; l'eau dans laquelle ils auront trempé, servira à la cuisson ; 4° les légumes secs et le riz seront triés ; les légumes frais et de saison seront épluchés avec soin avant d'être préparés ; 5° les salsifis, après avoir été épluchés, doivent être mis, en attendant leur cuisson, dans de l'eau acidulée avec du vinaigre, afin de les empêcher de noircir ; 6° toutes les préparations seront faites avec la plus grande propreté ; on ne se servira que de vases bien propres ; les cuivres seront toujours parfaitement étamés.

Tarif des denrées d'assaisonnement.

« Le maximum des quantités de denrées allouées par le tarif pour les divers assaisonnements, ne peut jamais être dépassé; mais il arrivera quelquefois que ces quantités seront reconnues supérieures à celles qui seront nécessaires. Les comptables ne porteront en dépense que les quantités employées.

Compte à rendre des denrées d'assaisonnement.

« Les assaisonnements exigeant des calculs longs et minutieux, les comptables sont dispensés d'en rendre compte tous les jours; c'est à la fin du mois qu'ils en dresseront l'état : seulement ils auront soin de garder note des différentes sortes d'assaisonnement qui auront eu lieu chaque jour, pour les aider à dresser, à la fin du mois, l'état des préparations.

APPROVISIONNEMENTS. — REMPLACEMENTS.

Des différents modes d'approvisionnements.

« Les approvisionnements des denrées nécessaires au service intérieur des hôpitaux et hospices, ont lieu :

« 1° Au moyen d'adjudications publiques, pour les fournitures des principales denrées de consommation d'un usage journalier, et dont le prix peut être fixé pour une ou plusieurs années;

2° au moyen de marchés passés de gré à gré, entre l'administration et les fournisseurs pour certaines denrées, qu'il y aurait empêchement ou inconvénient à mettre en adjudication, ou pour lesquelles des adjudications auraient été tentées infructueusement; 3° au moyen d'achats faits directement par les comptables des établissements sur les marchés publics ou de gré à gré avec les marchands. Ce mode s'emploie pour toutes les denrées qui, en raison de leur espèce et de la mobilité des prix, n'ont pu être mises en adjudication, ou pour lesquelles l'administration n'a pu directement passer marché; 4° enfin, certains produits recueillis dans les établissements peuvent aussi concourir aux approvisionnements.

« Les denrées à fournir pour la généralité des consommateurs sont : le pain, le vin, la viande de boucherie, les légumes frais, les plantes potagères, le riz, le vermicelle, les œufs, le lait, les pruneaux, le raisiné, les fromages.

« Les denrées achetées pour quelques classes particulières de consommateurs sont : la volaille, le gibier, les légumes de saison, le poisson frais, la triperie, la pâtisserie, la charcuterie, les fruits frais.

« Les denrées de remplacement, achetées pour la généralité des consommateurs, sont celles que les comptables peuvent se procurer en remplacement de certaines denrées plus particulièrement indiquées par le régime alimentaire, en se renfermant dans les conditions qu'imposent le bien-

8

être des consommateurs et l'économie qui doit présider à tous les actes des comptables.

« Le maximum des prix à allouer pour les achats de gré à gré que doivent faire les comptables, est déterminé tous les ans par la commission administrative, d'après les prix-courants du commerce.

« Les achats faits à la halle ont lieu selon le mode usité dans la localité, au kilogr., au litre, à la botte, au paquet, à la voie, à la pièce, etc. Cependant les comptables doivent en rendre compte dans les termes consacrés par le système métrique. En conséquence, avant de mettre en consommation les denrées qui auront été achetées sous les différents termes étrangers au système métrique, ils devront en établir la conversion, et en faire recette au kilogramme ou au litre.

Des remplacements.

« Certaines denrées de première nécessité et de premier ordre ne doivent jamais être remplacées. D'autres denrées peuvent être remplacées dans de certaines limites ; quelques autres denrées doivent être remplacées aussi souvent qu'on en trouve l'occasion.

« On doit avoir soin de ne faire de remplacements qu'en comestibles suffisamment substantiels et qui conviennent à la majorité des consommateurs à qui ils sont destinés.

« Le maximum du prix à employer pour chaque

denrée de remplacement est calculé, chaque année, sur la moyenne du prix des denrées à remplacer. Le maximum fixé ne pourra jamais être dépassé.

« Pour faciliter l'exécution de l'article précédent et pour que le prix moyen des comestibles à remplacer ne soit jamais dépassé dans les achats de remplacement, l'ordonnateur des dépenses, aussitôt que les résultats des adjudications de comestibles seront connus, dressera un tableau indiquant le maximum du prix de toutes les denrées qui peuvent être achetées au marché en remplacement.

« Il sera aisé aux comptables de se tenir au-dessous du maximum du prix à employer, en choisissant de préférence, pour faire les achats de remplacement, certaines saisons et certaines époques. Il n'est pas permis, pour atteindre ce maximum, d'augmenter les quantités allouées.

« Lorsque les remplacements ont lieu en denrées de même nature, ils se font aussi en quantité semblable ; s'ils sont d'espèces différentes, les quantités à distribuer aux consommateurs peuvent différer des quantités remplacées. Ces différences sont prévues et déterminées pour chaque nature de denrée, par un tableau dressé par la commission administrative (1).

---

(1) Ces détails paraîtront peut-être minutieux. Cependant ils sont indispensables pour prévenir, d'une part, les dommages qui pour-

Du menu.

« Les économes dressent à l'avance l'état des denrées à mettre en consommation, en ayant soin de concilier les intérêts de l'administration et le bien-être des consommateurs.

« Les denrées qui sont de nature à pouvoir se remplacer réciproquement, seront mises en consommation alternativement ; de manière que les comestibles du prix le plus élevé ne soient pas mis en consommation plus souvent que ceux du prix le plus bas.

« Les remplacements ne devant avoir lieu qu'en vue du bien-être des malades, sans augmentation de dépense pour l'administration, les comptables concilieront ces divers intérêts, en profitant des occasions favorables d'approvisionnement des marchés pour acheter les denrées qu'ils donneront en remplacement.

---

raient résulter pour l'administration, si les conditions de remplacement n'étaient pas toujours bien définies, s'il était loisible aux comptables de répéter ces opérations trop souvent, et de substituer ainsi au régime prescrit un régime exceptionnel et permis seulement pour améliorer l'alimentation en y introduisant quelque variété. D'une autre part, il est utile, dans l'intérêt des consommateurs, de déterminer toutes les denrées qui pourront être achetées en remplacement les unes des autres, et celles qui seules pourront entrer dans la nomenclature. Il faut prévenir les inconvénients qu'il y aurait à permettre des remplacements par des denrées qui n'offriraient pas toutes les conditions de qualité ou qui ne seraient pas assez nutritives.

« Parmi les denrées qui peuvent être données de préférence, les pommes de terre doivent être indiquées aux comptables : c'est un aliment sain et facile à se procurer, qui convient à toutes les classes de consommateurs. Les comptables devront donc l'employer aussi souvent que les circonstances le permettront.

Prescriptions.—Distributions.

« Les médecins et chirurgiens ont *seuls* qualité pour faire les prescriptions d'aliments; sauf la faculté réservée aux élèves internes et aux élèves de garde, dans l'intervalle d'une visite à l'autre, de faire les retranchements ou de prescrire les aliments qui leur paraîtraient nécessaires d'après les changements survenus dans l'état des malades, à la condition d'en rendre compte à leur chef le lendemain.

« Les élèves de garde ont aussi qualité pour faire les prescriptions en faveur des malades entrants.

Des cahiers de visite et des relevés.

«Conformément à l'instruction du 20 novembre 1836, chaque médecin ou chirurgien fait tenir en double un cahier de sa visite. Un des doubles du cahier de visite est tenu par l'élève interne ou par un externe, sous la responsabilité de l'interne. Ce premier double est divisé par jours pairs et impairs. L'autre double du cahier de visite est tenu par l'élève en pharmacie. Les prescriptions alimentaires des médecins et chirurgiens, faites en conformité du régime, sont portées en même temps sur chacun des deux cahiers. Les prescriptions extraordinaires que réclame l'état exceptionnel de certains malades sont faites par les médecins sur des bons personnels, motivés et spéciaux. Les cahiers de visite doivent être écrits lisiblement, sans ratures ni surcharges, et sans autres abréviations que celles qui sont admises par l'administration. Ils sont collationnés aux lits des malades, aussitôt après les prescriptions, par les deux élèves, et ils sont signés par le médecin ou le chirurgien. Les élèves sont dispensés en ce qui concerne les vivres de dresser les relevés des cahiers de visites : seulement, ils doivent additionner, chacun de leur côté, sur leur cahier, les colonnes qui servent à l'inscription des prescriptions d'aliments, rapprocher les deux cahiers pour reconnaître l'exactitude des additions et les certifier en ces termes : *Vérifié et collationné*, et signer et dater en toutes lettres.

« Les cahiers de visite signés des médecins ou chirurgiens, et certifiés par les élèves internes, quant aux additions, sont envoyés, l'un à la pharmacie, l'autre à l'économat, où ils doivent être remis à huit heures au plus tard, en été, et à neuf heures au plus tard, en hiver. — Les bons motivés pour les prescriptions exceptionnelles sont remis à l'économe avec le cahier de visite tenu par l'élève interne. — L'économe procède immé-

diatement à la vérification des cahiers de visite.
— En cas d'erreur dans les prescriptions alimentaires, l'économe fait apeler l'élève interne, qui
rectifie immédiatement. —Lorsqu'un chiffre présente du doute, il est pris pour la valeur moindre.—Les erreurs d'addition peuvent être recti-
fiées par l'économe, à l'encre rouge, mais de
manière à laisser à découvert le chiffre erroné de
l'élève. — L'économe fait le relevé des prescriptions alimentaires, et leur réduction en quantités
distribuables sur des bulletins disposés à cet effet.

« Les cahiers de visite sont renvoyés, immédiatement après examen, avec les relevés, aux
sœurs ou surveillantes des salles, qui gardent note
des quantités qui reviennent à leurs services.—
Les relevés sont ensuite, à la diligence des sœurs
ou surveillantes, présentés à la paneterie, à la
cave et à la cuisine, qui délivrent à chaque salle
les quantités allouées. — La surveillante de la
cuisine fait les distributions aux salles dans l'ordre où les relevés lui sont remis. — Les relevés
sont recueillis par la surveillante de la cuisine,
qui prend note des quantités de chaque denrée
qu'elle aura à distribuer le soir à chaque salle.
La remise au bureau de l'économe de tous les
relevés est faite, au plus tard à midi, par les soins
de la même surveillante.

Des distributions aux malades.

« Les distributions de vivres à faire aux malades sont confiées aux sœurs ou surveillantes attachées aux salles. — Les distributions se font au lit même du malade et à l'aide du cahier de la visite du jour.

« Aucune distribution de vivres n'a lieu avant la visite, à moins qu'elle n'ait été prescrite par le médecin ou chirurgien sur le cahier de la veille. — Le pain et le vin sont livrés aux sœurs ou surveillantes des salles, le matin, en une seule fois; mais ces aliments se distribuent en deux fois aux malades, moitié à la distribution du matin, moitié à la distribution du soir. — Le pain est livré aux salles coupé par portions. — Les sœurs ou surveillantes ont soin, dans les distributions qu'elles font au lit des malades, de réunir ou de fractionner ces portions en raison des prescriptions. — Les aliments qui n'ont pas été distribués aux malades, par suite des changements survenus dans leur état, sont rapportés à la cuisine, à la paneterie ou à la sommellerie.

Des heures de distributions aux malades.

« Les distributions d'aliments aux malades se font aux heures indiquées par le règlement.—Les sœurs ou surveillantes chargées des distributions de vivres prennent conseil des médecins, chirurgiens ou élèves internes pour connaître les heures qui conviennent le mieux pour les distributions à faire aux grands malades, ou aux malades qui sont à la diète simple.

Mesures qui servent aux distributions.

Les distributions de vivres doivent avoir lieu dans les établissements à l'aide de cuillers et de mesures d'une capacité en rapport avec les allocations du régime. Les directeurs sont personnellement chargés de veiller à ce qu'il n'en soit pas employé d'autres. Chaque cuiller ou mesure porte la marque de sa capacité métrique.

MODE DE COMPTABILITÉ.

Ecritures à tenir.

Les recettes et les dépenses des denrées alimentaires continueront d'être inscrites, comme les opérations relatives aux autres parties de la comptabilité-matières sur les registres prescrits et dans la forme indiquée par l'instruction ministérielle du 20 novembre 1836.

Une feuille journalière résumera la dépense faite en faveur des diverses classes de consommateurs, en vertu des prescriptions des médecins ou chirurgiens, ou des allocations du régime. Cette feuille offrira l'état par nature des denrées consommées réellement pour les besoins de la journée qu'elle concerne, et séparément la consommation des jours précédents.

Pièces justificatives.

« Les recettes sont justifiées comme il est déterminé par l'instruction du 20 novembre 1836.

« Les pièces justificatives à produire à l'appui
des dépenses sont : 1° le mouvement mensuel et
journalier des personnes composant les diverses
classes d'administrés ayant droit à des allocations
différentes ; 2° les cahiers de visite; 3° les relevés
particuliers de ces cahiers ; 4° la feuille récapi-
tulative journalière des prescriptions aux malades et des allocations aux valides, employés et
serviteurs des diverses classes ; 5° les bons individuels et motivés concernant les prescriptions
extraordinaires faites par les médecins et chirurgiens en faveur des malades qui se trouvent dans
un état exceptionnel ; 6° enfin, tous les bons nécessaires à la justification des consommations extraordinaires mentionnées ci-dessus.

Recolement des magasins.

« A la fin de chaque mois, les directeurs et
économes feront le recolement des magasins pour
constater les diverses quantités de denrées alimentaires restantes, afin de consigner ces résultats dans le compte mensuel.

Compte annuel.

« Les recettes et les dépenses consignées dans
les douze comptes mensuels seront résumées
dans le compte annuel qui doit être rendu con-

formément à l'instruction du 20 novembre 1836. »

Telles sont les principales dispositions du règlement sur le régime alimentaire des hôpitaux et hospices civils de Paris, approuvé par le Ministre de l'intérieur, le 30 novembre 1841.—Antérieurement à la promulgation de ce règlement, le régime alimentaire des malades était divisé en régime gras et en régime maigre, à l'exclusion l'un de l'autre. Le Conseil général des hôpitaux et hospices a autorisé un régime *mixte* à la volonté des chefs de service qui attachaient le plus grand prix à cette concession.

Quelle que fût la nature des aliments, ils étaient distribués entre tous les malades dans la proportion même de la portion qui leur était prescrite ; il n'y avait de différence que pour la quantité et et non pour la qualité. Le Conseil, par son règlement du 30 novembre, a adopté une base tout à fait différente pour les distributions. Se conformant aux vœux et aux demandes bien des fois exprimés par MM. les médecins, le Conseil a varié l'alimentation suivant les phases de la convalescence.

Le Conseil a réservé les aliments les plus légers et les plus délicats pour les plus grands malades, pour ceux qui commencent à peine à manger. Ceux-ci reçoivent des potages, de la volaille, du poisson, des œufs frais, des légumes de saison, des pommes cuites et des confitures.

Il accorde au second degré, du veau ou du mouton grillé ou rôti, des légumes de saison et des œufs frais; ce n'est qu'au troisième degré que paraît la viande bouillie; aux quatrième et cinquième degrés les malades retrouvent le bouilli, les légumes frais ou secs.

Au moyen de ces combinaisons, les grands malades reçoivent exclusivement des aliments délicats; puis à mesure qu'ils reprennent des forces, qu'ils avancent dans leur convalescence et qu'ils approchent du moment où ils doivent quitter l'hôpital, ils reçoivent des aliments plus substantiels. Voici le résumé des observations qui précèdent.

1er Degré d'alimentation, malade à une portion.	Potages ou soupes au gras ou au lait. Volaille. Poisson frais. OEufs frais. Légumes de saison. Pommes cuites. Confitures.
2e Degré, deux portions.	Potages ou soupes au gras ou au lait. Viande rôtie. Légumes de saison. OEufs. Pommes cuites. Pruneaux.
3e Degré, trois portions.	Potages ou soupes au gras ou au lait. Viande bouillie. Légumes frais. Pommes de terre. Légumes secs en purée. OEufs. Pruneaux.
4e Degré, quatre portions.	Soupes grasses ou maigres. Viande bouillie. Légumes frais. Pommes de terre. Légumes secs en purée.

	Soupes grasses ou maigres.
5e Degré,	Viande bouillie.
cinq portions.	Légumes frais.
	Pommes de terre.
	Légumes secs en purée.

On remarquera qu'il est dérogé, dans ce règlement, à l'usage généralement adopté de mettre à la marmite 250 grammes de viande. Cette marche, dit le Conseil général, présentait l'inconvénient de mettre à la marmite une quantité de viande en excédant des prescriptions et des besoins. La plupart du temps, la viande mise à la marmite, ajoute le Conseil, d'après les prescriptions en viande bouillie des jours précédents, produira tout le bouillon nécessaire ; mais dans le cas où les quantités obtenues seraient insuffisantes, il sera facile de s'en procurer en s'adressant aux entreprises qui en fournissent déjà à plusieurs établissements.

Antérieurement à l'adoption de ce nouveau système, le conseil général, par une délibération du 26 juin 1811, avait arrêté les dispositions suivantes :

« Les économes, après la pesée de toutes les « portions de viande cuite, feront mettre de côté « la viande qui restera du boni résultant de la « moindre réduction de la viande crue mise à la « marmite ; sur la pesée générale du lendemain, « il sera déduit en viande crue le double du poids « de la viande cuite restant du jour précédent. « (Code des hôpitaux, n° 2496.) »

Chacun de ces systèmes peut être utilement

employé; mais le succès dépend des ressources locales, qui paraissent devoir s'opposer à ce qu'on puisse sagement tenter de généraliser soit l'un, soit l'autre. Le problème est d'autant plus diffi- cile à résoudre, qu'il consiste à obtenir des éco- nomies sans nuire en rien au bien-être des ma- lades. Opérer une déduction sur la pesée de la viande, c'est réduire la quantité de bouillon : il est donc indispensable, dans le cas où le service des distributions ne serait pas assuré, de pouvoir se procurer auprès d'une entreprise le bouillon nécessaire. Or, quelles entreprises peuvent appro- visionner un établissement hospitalier en bouil- lon ayant toute la force et la qualité voulues pour le service des malades ? — Pour un mouvement de 100 malades au régime gras, la pesée de la viande est de 25 kilogrammes. Ces 25 kilogrammes doivent produire, conformément aux règles tra- cées par le règlement du 1er avril 1831, sur le ser- vice des hôpitaux militaires, 75 litres de bouillon : il en est distribué 50, reste 25 litres pour les dis- tributions accidentelles et pour l'assaisonnement des légumes. Les 25 kilogr. de viande se trouvent réduits à 12 kilog. 500. En prenant la demi-por- tion (70 gr.) pour moyenne de la consommation, il reste en viande cuite un boni de 5 kilogr. 500 gr. Si on déduit, ainsi que le prescrit l'arrêté du con- seil général des hôpitaux et hospices, sur la pesée de la distribution suivante, le double du poids de la viande cuite, c'est-à-dire 11 kilogr., la pesée sera de 14 kilogr. au lieu de 25. Ces 14 kilogr. produiront 42 litres de bouillon. Or, il en faut déjà 50 pour les distributions.

Si l'on opère, d'après les bases arrêtées par le nouveau règlement du conseil général, les résultats sont à peu près les mêmes. Pour 25 kilogr. de viande, il sera mis à la marmite 60 litres d'eau, lesquels doivent être réduits par la cuisson à 50 litres. Sur ces 50 litres de bouillon, il en est distribué 30 litres à raison de 30 centilitres par malade; reste 20 litres pour les distributions accidentelles. Si on opère une déduction de 11 kilogr. sur la pesée suivante, la quantité de viande à mettre à la marmite sera, comme il est dit ci-dessus, de 14 kilogr. Ces 14 kilogr. produiront 30 litres 24 centilitres de bouillon. La consommation étant de 30 litres, il restera pour les distributions accidentelles 24 centilitres de bouillon.

En présence de ces résultats, il convient peut-être de borner l'examen de la question, non à chercher à réduire les bonis en viande cuite, mais à utiliser ces bonis. Voici, sur cet objet, à défaut de renseignements précis sur le service des hôpitaux civils, les dispositions réglementaires des anciennes ordonnances sur le service des hôpitaux militaires.

Ordonnance du 1ᵉʳ janvier 1747, art. 26, titre 8.

« La distribution de la viande étant faite à tous « ceux qui auront été compris dans la pesée, et « non autres, le surplus de ladite viande sera

« haché sur-le-champ, en présence du sergent de
« garde, et mis dans la marmite du consommé
« pour faire de bons bouillons qui seront donnés
« aux malades à la diète. »

Ordonnance du 2 mai 1781, art. 18 et 19, titre 8.

« La distribution ne sera faite aux infirmiers
« et autres, compris dans la pesée qu'après que
« la distribution des malades sera entièrement
« terminée, et la viande qui restera, pour lors,
« des portions des malades sera partagée entre
« les infirmiers servants. Il sera néanmoins ré-
« servé à chaque distribution, dans les grands
« hôpitaux, quelques portions de celles restantes
« en viande pour être données aux entrants,
« s'il en est besoin, dans l'intervalle des deux
« distributions; mais la distribution suivante, les
« portions de réserve qui n'auront point été con-
« sommées seront réunies à celles des infirmiers,
« et la même réserve continuera de se faire sur
« les portions qui resteront après la dernière
« distribution. »

Les dispositions réglementaires qu'on vient de
rappeler soulèvent la question de savoir si l'opération prescrite par l'ordonnance du 1er janvier
1747 ne pourrait pas être faite avant la mise de
la viande à la marmite. M. Piédagnel, médecin
de l'hôpital Saint-Antoine, à Paris, a fait à ce
sujet quelques recherches qui n'ont pas été in-
fructueuses. Dans une lettre, adressée l'Acadé-

mie des Sciences, et lue dans la séance du 27 novembre 1843, on trouve les observations suivantes.

« .... Un demi-kilogramme de viande hachée « très menu, au prix de 50 cent., 10 cent. de lé- « gumes et cinq litres d'eau, après avoir bouilli « pendant trois heures et coûté 20 centimes de « charbon, donnent 4 litres de bouillon, qui, « par conséquent, ne revient qu'à 20 centimes « le litre.

« Cette expérience, répétée de manières variées, « m'a toujours donné à peu près un résultat sem- « blable et toujours avantageux; mais il était « utile de faire l'opération en grand, et c'est ce « qui vient d'être tenté par M. le directeur de « l'Hôtel-Dieu.

« 10 kil. de viande hachée, y compris les os « non concassés, 3 kil. de légumes, 80 litres d'eau « ont fourni, après cinq heures d'ébullition, 70 « litres de bouillon. Le prix de revient, sans le « combustible, a été de 15 cent.

« La viande que l'on obtient par ce procédé « ne peut servir à rien; elle ne contient plus que « de la fibre musculaire sans goût.

« Si, en opérant sur une livre de viande hachée, « comme je l'ai dit plus haut, on fait bouillir pen- « dant deux heures, et qu'on ajoute alors une « livre de viande non divisée, au bout de cinq « heures, on a du bouillon délicieux, et une livre « de viande cuite qui ne laisse rien à désirer.

9

« Ces résultats, ajoute M. le docteur Piedagnel,
« me paraissent offrir des avantages incontesta-
« bles et méritent d'être connus des administra-
« tions hospitalières et même d'une partie de la
« population. C'est pourquoi je prends la liberté
« de les soumettre à l'Académie. »

Le système de M. Piedagnel paraît en effet offrir des avantages : au surplus, tout système sera
bon qui ne réduira point la quantité de bouillon
nécessaire au service des malades. Mais il est
essentiel de ne pas perdre de vue qu'une partie
de la viande mise à la marmite ne peut servir à
rien. Or, il est regrettable de ne pouvoir utiliser
les bonis en viande cuite.

Dans son rapport fait au conseil général des
hôpitaux, dans la séance du 10 mai 1843, la commission médicale de 1841 et 1842 a fait, à ce sujet,
une proposition qui paraît devoir fixer l'attention
des administrations hospitalières.

« On conçoit, dit cette commission, que beau-
« coup de malades étant au bouillon, aux soupes ou
« aux potages seulement, la quantité de viande
« bouillie est trop considérable pour les besoins
« de l'hôpital, et serait perdue, ou bien il faudrait
« ne donner aux malades qui commencent à man-
« ger, que du bœuf bouilli, et en faire la nourri-
« ture exclusive des gens de service, ce qui n'est
« pas possible. Pour obvier à ces difficultés, l'ad-
« ministration achète une certaine quantité de
« bouillon à la compagnie hollandaise ; mais le

« transport le décompose, altère ses propriétés.
« Ne serait-il pas possible à l'administration des
« hôpitaux de céder ou de vendre l'excédant de
« la viande cuite qui aurait servi à faire la quantité
« de bouillon nécessaire, dans chaque hôpital,
« soit par la préfecture de police, pour les pri-
« sons, soit pour tout autre établissement public.
« Nous soumettons cette pensée au conseil, afin
« qu'il pèse dans sa haute sagesse les inconvé-
« nients du mode de fourniture actuelle, et qu'il
« trouve les moyens d'y apporter un remède ef-
« ficace. »

ANNEXE G.

INSTRUCTION

Sur la tenue des Cahiers de visites.

Paris, le 9 juillet 1839.

Les cahiers de visites sont à la fois l'histoire de chaque homme à l'hôpital, l'indication des phases de sa maladie, la justification des consommations en denrées et en médicaments, et un dépôt d'observations plus ou moins utiles à recueillir dans l'intérêt des localités et de la science.

9.

On ne doit donc pas les considérer comme éphémères et passagers, ne devant servir qu'aux distributions du jour, mais comme une source de renseignements précieux pour la comptabilité, et pour les progrès de l'art.

Ce court aperçu de la destination des cahiers de visites, fera suffisamment comprendre qu'il est nécessaire qu'ils soient tenus avec ordre et régularité. C'est à MM. les chirurgiens sous-aides et élèves que le soin en est confié; et c'est pour les diriger dans l'accomplissement de ce soin que nous insérons au Formulaire les observations suivantes :

Tous les malades, dans un hôpital, sont classés par genre de maladie ; un officier de santé est attaché à chacune des divisions de fiévreux, de blessés, de vénériens et de galeux ; il est chargé du traitement. Il fait ses visites matin et soir, et plus souvent dans le jour pour les cas graves qui l'exigent. Deux chirurgiens sous-aides ou élèves l'accompagnent et écrivent sous sa dictée, au lit du malade, ses prescriptions de tout ordre : alimentaire, médical et hygiénique; ils sont pourvus à cet effet d'un registre portatif connu sous le nom de *cahier de visites*.

Ce cahier est préparé à l'avance pour un mois par les chirurgiens sous-aides, composé de feuilles imprimées dont chaque malade occupe une page ; il est divisé en deux parties, dont l'une pour les jours impairs et l'autre pour les jours pairs, afin que l'officier de santé qui fait la visite puisse tenir à la main le cahier de la veille. Des espaces en blanc et des colonnes verticales fixent la place que devront remplir les inscriptions à faire : préliminaires, actuelles et de clôture.

1° Inscriptions préliminaires. Désignation de

La division militaire,

La place ou garnison;

L'hôpital militaire;

Le mois et l'année de l'exercice;

L'officier de santé qui préside aux traitements, ses qualité et grade;

Les chirurgiens sous-aides ou élèves, chargés du service de la visite faite par l'officier de santé déjà désigné;

Le nombre des feuilles du cahier, *ne varietur;*

La dénomination de la salle et le numéro du lit;

Les noms et prénoms du malade (des malades, si, dans le courant du mois, il y a eu mutation et remplacement), le corps de troupe auquel il appartient;

Le nombre de jours écoulés depuis l'invasion de la maladie jusqu'à l'envoi de l'homme à l'hôpital;

La date de l'entrée, et le genre de maladie portée sur le billet de salle.

Toutes ces choses doivent être inscrites sur le cahier préalablement à la visite. Il s'ensuit évidemment que les entrants dans l'intervalle de deux visites doivent aussi être inscrits par les chirurgiens sous-aides qui auront dû s'en être enquis à l'avance, ainsi que des autres particularités concernant l'état des malades à leur arrivée ou antérieurement, pour en rendre compte à l'officier de santé au moment de la visite subséquente.

2° Inscriptions actuelles :

Fixation du régime alimentaire en aliments et en boisson pour la journée, sauf les modifications que des circonstances imprévues décideraient l'officier de santé, ou le chirurgien de visite de concert avec son camarade de garde, à y apporter;

Prescriptions de médicaments, et autres de tout ordre;

Observations sur la marche de la maladie, sur les opérations décidées ou à décider en consultation; faits divers à annoter pour aider la mémoire à la visite du lendemain, ou dans la rédaction des cas rares que l'officier de santé aurait l'intention de conserver.

C'est à cette série que se rapportent principalement les avis que nous donnerons ci-après aux chirurgiens sous-aides et élèves.

3° Inscriptions de clôture :

Vacance, par mutation ou par autre cause, du lit désigné à la page. Ce lit peut être assigné, avant la fin du mois, à d'autres malades;

La cause très clairement exprimée, et la date de la sortie;

Clôture du cahier de visites par le chirurgien sous-aide; il certifie qu'il est conforme aux prescriptions, met la date, et signe. L'officier de santé qui a fait les visites en fait la vérification, et en confirme la sincérité en y apposant aussi sa signature.

Telles sont les inscriptions à porter au cahier de visite; elles sont de rigueur; elles doivent, selon leur nature, occuper la place réservée à chacune sur les pages imprimées. Les combinaisons minutieuses, d'où sont résultées les règles sur la forme actuelle des cahiers, pénétreront MM. les chirurgiens sous-aides de l'importance que l'administration attache à leur observation. Ils ne perdront point de vue qu'un de leurs premiers devoirs est que ces cahiers soient écrits correctement, afin qu'ils puissent être lus facilement par toutes les personnes qui, par la suite, auraient à les consulter.

Les indications imprimées expriment bien nettement dans quelle colonne on doit inscrire chaque ordre d'aliments ou de médicaments, mais i serait difficile que les prescriptions fussent portées en toutes lettres ; il en résulterait même une confusion peu favorable à leur bonne exécution. De là, l'usage d'employer des abréviations. Il en est de consacrées, mais seulement pour les aliments. Elles ont été consignées par le conseil de santé dans le Formulaire du 28 frimaire an 2, et elles ont été constamment suivies jusqu'à ce jour; on continuera de s'en servir ainsi qu'il suit :

P.signifiePortion entière.
3. Q.————Trois quarts de portion.
M.————Demi-portion.
Q.————Quart de portion.
S.————Soupe.
D. 2. 3. 4. b.————Diète. Deux, trois, quatre bouillons.
R. g.————Riz au gras.
R. L.————Riz au lait.
S. L.————Soupe au lait.
Pr.————Pruneaux.
Bl^e.————Bouillie.
P^de.————Panade.
O.————Un œuf.
OO.————Deux œufs.
Rég. m.————Régime maigre.
Lég.————Légumes.
Pom.————Pomme cuite.
Verm. gr.————Vermicelle au gras.
Sem. L.————Semoule au lait.
Verm. L.————Vermicelle au lait.
Côt.————Côtelette.
V.————Portion entière de vin.
1/2 V.————Demi-portion de vin.
VB.————Portion entière de vin blanc.
1/2 VB.————Demi-portion de vin blanc.

Il n'en a pas été de même pour les médicaments, à l'égard desquels les abréviations sont à peu près arbitraires, et au caprice des écrivains qui les imaginent. Il ne doit plus en être de même à l'avenir; et pour éviter que chacun fasse les abréviations à sa manière, ce qui rend les cahiers de visites tout à fait inintelligibles pour tout autre que ceux qui les ont écrits, nous avons adopté, à l'exemple de l'administration des hôpitaux civils de Paris, un système d'abréviations auquel MM. les chirurgiens sous-aides sont tenus de se conformer. Ce système est très simple.

Les mots courts comme les suivants : lin, riz, lait, miel, seront écrits en entier ; pour les autres, on se contentera d'écrire la première syllabe du mot, et la consonne ou la voyelle qui la suit. Ainsi :

Asp. pour Asperge,
Pav. ——Pavot,
Ami. ——Amidon,
Gent.——Gentiane,
Arn. ——Arnica.

Dans quelques cas peu nombreux où cette abréviation ne suffirait pas, pour éviter toute équivoque, il faudra augmenter un peu le nombre des lettres, par exemple :

Salsep. pour Salsepareille,
Pari. ——Pariétaire,
Barég. ——Baréges,
Antisc.——Antiscorbutique,
Antisp.——Antispasmodique, etc.

Quant aux substances vénéneuses, on les incrira en toute lettres, à moins que leur nom ne soit par trop long ; en tout cas, il faudra en écrire assez pour qu'à la lecture on ne puisse conserver aucune incertitude. Ainsi, on écrira :

Morphine, .
Strychnine,
Protochl. merc.
Deutochl. merc.
Sulfure de pot.

Quand le nom d'une substance se composera

de deux mots, il faudra surtout faire porter l'abréviation sur la partie du nom qui est la moins signi-
ficative; par exemple, on écrira :

> N. Vom., et non Noix V.
> Serp. V., et non S. Virg.
> G. adr., et non Gom. a., etc.

Les abréviations adoptées pour les substances
prises isolément s'appliqueront également aux
préparations que porte le nom de ces substances;
mais on devra les faire précéder d'une autre abréviation qui indique l'ordre de médicameuts dont
il est question.

Ici il a été facile d'arriver à ce résultat, ainsi
qu'on peut le voir par le tableau suivant, qui renferme les principales abréviations de ce genre :

A.	acide.	Inj.	injection.
Ac.	acétate.	Iod.	iodure.
Bn.	bain.	Jul.	julep.
Bᵉ.	baume.	Lav.	lavement.
C.	carbonate.	Lin.	liniment.
Cat.	cataplasme.	Lot.	lotion.
Cér.	cérat.	Nit.	nitrate.
Ch.	chlorure.	Ong.	onguent.
Coll.	collyre.	Ox.	oxyde.
Cyan.	cyanure.	Péd.	pédiluve.
E.	eau.	Pil.	pilules.
Emp.	emplâtre.	Pom.	pommade.
Esp.	esprit.	Pot.	potion.
Ext.	extrait.	P.	poudre.
Eth.	éther.	S.	sel.
Fom.	fomentation.	Sir.	sirop.
Fum.	fumigation.	Sulf.	sulfate.
Gg.	gargarisme.	Tart.	tartrate.
H.	huile.	Teint.	teinture.
H. v.	huile volatile.	V.	vin.
Hydroch.	hydrochlorate.	Vinaig.	vinaigre.
Hydriod.	hydriodate.		

On a indiqué dans le tableau qui suit les abréviations à employer pour le plus grand nombre des substances médicamenteuses dont on peut faire usage dans les hôpitaux militaires. Les chirurgiens sous-aides et élèves devront s'appliquer à en saisir l'esprit; ils ne trouveront ensuite aucune difficulté à l'appliquer dans toutes les circonstances. On a désigné sous le nom générique de tisane abrégé en **T.**, toutes les boissons par infusion, décoction, etc., la pharmacie n'en délivrant que de préparées d'après le mode consacré pour chaque substance.

Absinthe, abrégé en	Abs.
— (tisane d')	T. abs.
Acétate d'ammoniaque liquide	Ac. amm. l.
— de plomb, cristallisé	Ac. plomb, c.
— de plomb, liquide	Ac. plomb, l.
Acide azotique	A. azo.
— — alcoolisé	A. azo. alc.
— chlorhydrique	A. chlorh.
— citrique	A. cit.
— hydrochlorique	A. hydroch.
— muriatique	A. muriat.
— nitrique	A. nit.
— — alcoolisé	A. nit. alc.
— sulfhydrique	A. sulfhy.
— sulfurique	A. sulf.
— — affaibli	A. sulf. aff.
— — alcoolisé	A. sulf. alc,
— tartrique	A. tart.
Aconit	Aco.
Alcool	Alc.
Alcoolat	Alc.
— de cochléaria composé	Alc. coch. c.
— de mélisse composé	Alc. mel. c.
— de térébenthine composé	Alc. téré. c.
Alcoolé	Alc.

Aloës, abrégé en	Aloës.
Alun	Alun.
— calciné	Alun c.
Amandes douces	Ama. d.
Amidon	Ami.
— (lavement d')	Lav. ami.
Ammoniaque	Amm.
Anis	Anis.
Antimoine	Antim.
— diaphorétique	Antim. diaph.
Armoise	Arm.
— (tisane d')	T. arm.
Arnica	Arn.
— (tisane d')	Tr. arn.
Assafétida	Assaf.
Asperge	Asp.
— (tisane d')	T. asp.
Bain	Bn.
— aromatique	Bn arom.
— de Baréges	Bn Barég.
— gélatineux	Bn gél.
— ioduré	Bn iod.
— au sel marin	Bn sel.
— savonneux	Bn sav.
— au son	Bn son.
— de vapeur	Bn vap.
Bardane	Bard.
— (tisane de)	T. bard.
Baume de copahu	B^e cop.
— Fioraventi	B^e Fior.
Beurre d'antimoine	B^r antim.
— de cacao	B^r cacao.
Bicarbonate de soude	Bic. soud.
Borate de soude	Bor. soud.
Bouillon blanc	B. blanc.
— — (tisane de)	T. b. blanc.
— aux herbes	B. herbes.
Bourgeons de sapin	B. sapin.
— — (tisane de)	T. b. sapin,
Bourrache	Bour.

Bourrache (tisane de)	T. bour.
Cachou	Cach.
— (tisane de)	T. cach.
Camphre	Camp.
Cannelle	Cann.
Capillaire	Capil.
— (tisane de)	T. capil.
Carbonate d'ammoniaque	C. amm.
— de fer	C. fer.
— de magnésie	C. magn.
— de potasse	C. pot.
— de soude	C. soud.
Castoréum	Cast.
Cataplasme	Cat.
— anodin	Cat. anod.
— aromatique	Cat. arom.
— émollient	Cat. ém.
— maturatif	Cat. mat.
— saturnin	Cat. sat.
— tonique	Cat. ton.
Cérat	Cér.
— camphré	Cér. camp.
— antiophthalmique	Cér. antioph.
— de Galien	Cér. Gal.
— de Goulard	Cér. Goul.
— safrané	Cér. saf.
— de saturne	Cér. sat.
— simple	Cér. simp.
— soufré	Cér. souf.
— amygdalin	Cér. amygd.
Cévadille	Cévad.
Chamœdrys	Cham.
— (tisane de)	T. cham.
Charbon bénit	Ch. bénit.
— (tisane de)	T. ch. bénit.
Chicorée	Chic.
— (tisane de)	T. chic.
— (racine de)	R. chic.
— — (tisane de)	T. r. chic.
Chiendent	Chi.

Chiendent (tisane de), abrégé en	T. chi.
Chlore liquide	Chlor. liq.
Chlorure d'antimoine	Chl. antim.
— de baryum	Chl. bary.
— de chaux liquide	Chl. chaux l.
— de mercure proto	Protochl. merc.
— de mercure deuto	Deutochl. merc.
— de sodium	Chl. sod.
— de soude	Chl. soud.
Ciguë	Ciguë.
Citron	Citr.
Colle de poisson	C. poiss.
Collutoire	Collu.
Collyre	Coll.
— ammoniacal	Coll. amm.
— antiphlogistique	Coll. antiphl.
— cuivreux	Coll. cuiv.
— de Lanfranc	Coll. Lanfr.
— sec	Coll. sec.
— zinco-sulfaté	Coll. z.-sulf.
Conserve de roses	Cons. ros.
Consoude	Cons.
— (tisane de)	T. cons.
Coquelicot	Coq.
— (tisane de)	T. coq.
Corne de cerf	C. cerf.
— — (tisane de)	T. c. cerf.
Crême de tartre	Cr. tart.
— — soluble	Cr. tart. s.
Cubèbes	Cub.
Cyanure de mercure	Cyan. merc.
— de potassium	Cyan. pot.
Décoction blanche	Déc. bl.
Diascordium	Diasc.
Digitale	Digit.
Douce amère	D. am.
— — (tisane de)	T. d. am.
Eau	E.
— aromatique de citron	E. ar. citr.
— — de menthe	E. ar. menth.

Eau camphrée, abrégé en	E. camp.
— de gomme	E. gom.
— de goudron	E. goud.
— de Rabel	E. Rab.
— de sel de cuisine	E. sel.
Eau végéto-minérale	E. vég.-min.
Eau de vie camphrée	E. v. camph.
Eau distillée	E. d.
— — de fleur d'oranger	E. d. fl. or.
— — laitue	E. d. lait.
— — laurier cerise	E. d. laur. cerise.
— — menthe	E. d. menth.
— — rose	E. de ros.
Eaux minérales	E. m.
— — alcanine gazeuse	E. m. alca. gaz.
— — de Baréges	E. m. Barég.
— — gazeuse	E. m. gaz.
— — de Sedlitz	E. m. Sedl.
— — Seltz	E. m. Seltz.
— — Vichy	E. m. Vichy.
— — Bourbonne	E. m. Bourb.
Ecorce d'orange amère	Ec. or.
— — (tisane d')	T. éc. or.
— de racine de grenadier	Ec. r. gren.
— — — (tisane)	T. éc. r. gren.
Emétique	Emétique.
Emplâtre	Emp.
— agglutinatif	Emp. agg.
— de ciguë	Emp. ciguë.
— diachylon	Emp. diach.
— mercuriel	Emp. merc.
— de savon	Emp. sav. -
— vésicatoire	Emp. vésic.
— de Vigo	Emp. Vigo.
Emulsion	Emul.
— nitrée	Emul. nit.
Esprit de cochléaria	Esp. cochl.
Ether	Eth.
— acétique	Eth. acét.
— sulfurique	Eth. sulf.

Extrait, abrégé en	Ext.
— d'absinthe	Ext. abs.
— d'aconit	Ext. aco.
— amer	Ext. am.
— de belladone	Ext. bell.
— de ciguë	Ext. ciguë.
— — avec la fécule	Ext. ciguë féc.
— de genièvre	Ext. geni.
— de gentiane	Ext. gent.
— de noix vomique	Ext. n. vomiq.
— d'opium	Ext. opium.
— de quinquina, alcoolique	Ext. qq. alc.
— — aqueux	Ext. qq. aq.
— de ratanhia	Ext. rata.
— de saturne	Ext. sat.
— de valériane	Ext. val.
Fécule	Féc.
— (tisane de)	T. féc.
— (cataplasme de)	Cat. féc.
Fleurs d'oranger	Fl. or.
Fomentations	Fom.
— aromatiques	Fom. arom.
— de belladone	Fom. bell.
— émollientes	Fom. ém.
— de jusquiame	Fom. jusq.
— de lin	Fom. lin.
— de guimauve	Fom. guim.
— de morelle	Fom. mor.
— de pavot	Fom. pav.
— opiacées	Fom. opium.
— saturnines	Fom. sat.
— de tan	Fom. tan.
— vinaigrées	Fom. vinaig.
— vineuses	Fom. vin.
Fougère mâle	Foug. m.
— (tisane de)	T. foug. m.
Fraisier	Frais.
— (tisane de)	T. frais.
Fumeterre	Fum.
— (tisane de	T. fum.

Fumigations, abrégé en	Fum.
— de chlore	Fum. chlor.
— de cinabre	Fum cin.
— de soufre	Fum. souf.
— de vinaigre	Fum. vinaig.
Gargarisme	Gg.
— acidulé	Gg. acid.
— antiscorbutique	Gg. antisc.
— détersif	Gg. dét.
— émollient	Gg. ém.
— mercuriel	Gg. merc.
Gaïac	Gaï.
— (tisane de)	T. gaï.
Gentiane	Gent.
— (tisane de)	T. gent.
Gomme adragante	Gom. adr.
— arabique	Gom.
— — (tisane de)	T. gom.
Guimauve	Guim.
— (tisane de)	T. guim.
— fomentations, lotions, injections, lavements de (*voyez* ces mots).	
Houblon	Houb.
— (tisane de)	T. houb.
Huile	H.
— d'amandes douces	H. am. d.
— camphrée	H. camp.
— de croton tiglium	H. croton.
— lin	H. lin.
— noix	H. noix.
— ricin	H. ricin.
Huile volatile	H. v.
— — de citron	H. v. citr.
— — de menthe poivrée	H. v. menth.
— — de térébenthine	H. v. téréb.
Hydrochlorate	Hydroch.
— d'ammoniaque	Hydroch. amm.
Hydriodate	Hydriod.
— de potasse	Hydriod. pot.
Injection	Inj.

Injection aromatique, abrégé en	Inj. arom.
— mucilagineuse	Inj. mucil.
— narcotique	Inj. narc.
— — opiacée	Inj. narc. op.
— saturnine	Inj. sat.
— au sulfate de zinc	Inj. z. sulf.
— — laudanisée	Inj. z. sulf. laud.
— taninée	Inj. tan.
— vineuse	Inj. vin.
Iode	Iode.
Iodure de fer	Iod. fer.
— mercure (proto)	Protoïod. merc.
— mercure (deuto)	Deutoïod. merc.
— plomb	Iod. plomb.
— potassium	Iod. potasse.
Ipécacuanha	Ipéca.
Jalap	Jal.
Julep calmant	Jul. calm.
Lait	Lait.
Laudanum liq. de Sydenham	Laud. Syd.
— — de Rousseau	Laud. Rouss.
Lavement	Lav.
— d'amidon	Lav. ami.
— anodin	Lav. anod.
— émollient	Lav. ém.
— huileux	Lav. huil.
— laxatif	Lav. lax.
— de lin	Lav. lin.
— de pavot	Lav. pav.
— purgatif	Lav. purg.
— de son	Lav. son.
— térébenthiné	Lav. téréb.
Lichen d'Islande	Lich.
— — (tisane de)	T. lich.
Lierre terrestre	L. terr.
— (tisane de)	T. l. terr.
Limonade citrique	L. citr.
— à la crème de tartre	L. cr. tart.
— sulfurique	L. sulf.
— tartrique	L. tart.

Limonade vineuse, abrégé en	L. vin.
Lin	Lin.
— (tisane de)	T. lin.
— lavement, lotion, injection, fomentation de (*voyez* ces mots).	
Liniment ammoniacal	Lin. amm.
— anodin	Lin. anod.
— calcaire	Lin. calc.
— camphré	Lin. camp.
— excitant	Lin. exc.
— savonneux	Lin. sav.
— volatil	Lin. vol.
— — camphré	Lin. vol. camp.
Liqueur d'Hoffmann	Liq. Hoff.
— de Van-Swieten	Liq. Van-Sw.
Looch blanc	Looch b.
Lotion alcaline	Lot. alca.
— émolliente	Lot. ém.
— de guimauve	Lot. guim.
— de jusquiame	Lot. jusq.
— laudanisée	Lot. laud.
— de sureau	Lot. sur.
— de tan	Lot. tan.
— vineuse	Lot. vin.
— vinaigrée	Lot. vinaig.
Magnésie blanche	Magn. bl.
— calcinée	Magn. c.
Mauve	Mauv.
— (tisane de)	T. mauv.
Médecine ordinaire	Méd. ord.
— à la manne	Méd. mann.
— avec manne et rhubarbe	Méd. mann. rhub.
Mélisse	Mél.
— (tisane de)	T. mél.
Menthe poivrée	Menth.
— (tisane de)	T. menth.
Mercure doux	Merc. d.
— — à la vapeur	Merc. de vap.
Miel	Miel.
— rosat	Miel. ros.

Mousse de Corse, abrégé en	M. Corse.
— — (tisane de)	T. m. Corse.
Musc	Musc.
Nitrate d'argent, cristallisé	Nit. arg. c.
— — fondu	Nit. arg. f.
— de potasse	Nit. pot.
Onguent	Ong.
— d'arceus	Ong. arc.
— basilicum	Ong. basil.
— épispastique	Ong. ép.
— mercuriel	Ong. merc.
— populeum	Ong. pop.
— de styrax	Ong. sty.
Opium	Opium.
— de Rousseau	Op. Rouss.
Orge mondé	Orge m.
— — (tisane d')	T. d'orge.
Oxycrat	Oxy.
Oxyde d'antimoine	Ox. antim.
— de fer, noir	Ox. fer. n.
— — rouge	Ox. fer r.
— de mercure, rouge	Ox. merc. r.
Oxymel scillitique	Oxym. scill.
— simple	Oxym. s.
Pariétaire	Pari.
— (tisane de)	T. pari.
Patience	Pati.
— (tisane de)	T. pati.
Pavot	Pav.
— lavement, injection, lotion de (voyez ces mots).	
Pédiluve alcalin	Péd. alca.
— sinapisé	Péd. sin.
Petite centaurée	Pet. cent.
— (tisane de)	T. pet. cent.
Petit-lait	Pet.-lait.
Pied-de-chat	Pied-chat.
— (tisane de)	T. pied-chat.
Pilules d'acétate de morphine	Pil. ac. morphine.
— d'assafœtida	Pil. assaf.

Pilules de belladone, abrégé en	Pil. bell.
— de camphre et nitre	Pil. camp. nit.
— de ciguë	Pil. ciguë
— de copahu officinales	Pil. cop. o.
— de cynoglosse	Pil. cyn.
— de digitale	Pil. digit.
— de deutoïodure de mercure	Pil. deutoïod. merc.
— mercurielles	Pil. merc.
— d'opium	Pil. opium.
— de protoïodure de mercure	Pil. protoïod. merc.
— de savon	Pil. sav.
— — et aloës	Pil. sav. aloës.
— scillitiques	Pil. scill.
— stomachiques	Pil. stomach.
— de strychnine	Pil. strychnine.
— de térébenthine	Pil. téréb.
— de vératrine	Pil. vératrine.
Pommade	Pom.
— antipsorique	Pom. antips.
— d'Autenrieth	Pom. Auten.
— de calomélas	Pom. calo.
— citrine	Pom. citri.
— de Cyrillo	Pom. Cyr.
— de chlorure de mercure (proto)	Pom. protochl. merc.
— de chlorure de mercure (deuto)	Pom. deutochl. merc
— de Gondret	Pom. Gond.
— hydriodatée	Pom. hydri.
— iodée	Pom. iodée.
— iodurée	Pom. iodu.
— mercurielle	Pom. merc.
— au nitrate d'argent	Pom. nit. arg.
— — de mercure	Pom. nit merc.
— ophthalmique	Pom. opht.
— oxygénée	Pom. oxyg.
— stibiée	Pom. stib.
Potion	Pot.
— acidulée	Pot. acid.
— aérophore	Pot. aér.
— antiseptique	Pot. antisep.

Potion antiseptique camphrée, abrégé en	Pot. antisep. camp.
— antispasmodique	Pot. antisp.
— antisyphilitique	Pot. antisyp.
— calmante	Pot. calm.
— de Chopart	Pot. Chop.
— émétisée	Pot. émétisée.
— émulsive	Pot. émul.
— — camphrée	Pot. émul. camp.
— — nitrée	Pot. émul. nit.
— éthérée	Pot. éth.
— — opiacée	Pot. éth. opi.
— fébrifuge	Pot. fébr.
— gommeuse	Pot. gom.
— huileuse	Pot. huil.
— incisive	Pot. incis.
— kermétisée	Pot. kerm.
— pectorale	Pot. pect.
— purgative avec manne	Pot. purg. mann.
— — avec manne et rhubarbe	Pot. purg. mann. rhub.
— de quinquina	Pot. qq.
— — éthérée	Pot. qq. éth.
— vomitive à l'ipécacuanha	Pot. ipéca.
Poudre	P.
— anthelminthique	P. anthelm.
— antiarthritique	P. antiarthr.
— de camphre	P. camp.
— de cannelle	P. cann.
— de digitale	P. digit.
— de Dover	P. Dov.
— de gentiane composée	P. gent. c.
— de gomme arabique	P. gom. a.
— — alcaline	P. gom. alca.
— d'ipécacuanha	P. ipéca.
— — et opium	P. ipéca. opi.
— de jalap composée	P. jal. c.
— mercurielle antimoniée	P. merc. antim.
— de Plummer	P. Plumm.
— de quinquina	P. qq.

Poudre pectorale, abrégé en	P. pect.
— purgative	P. purg.
— de réglisse composée	P. régl. c.
— de rhubarbe	P. rub.
— de scillè	P. scil.
— — et soufre	P. scil. souf.
— vermifuge	P. vermif.
Quinquina	Qq.
— gris	Qq. gr.
— jaune	Qq. j.
— (tisane de)	T. qq.
— (lotion de)	Lot. qq.
Raifort	Raif.
— (tisane de)	T. raif.
Ratanhia	Rat.
Réglisse	Régl.
— (tisane de)	T. régl.
Résine de gaïac	Rés gaï.
Rhubarbe	Rhub.
Riz	Riz.
— (tisane de)	T. riz.
Rob de sureau	Rob sur.
Roses rouges	Ros. r.
— (tisane de)	T. ros. r.
— (injection de)	Inj. ros. r.
Safran	Saf.
Salsepareille	Salsep.
— (tisane de)	T. salsep.
Sangsues	Sangs.
Sassafras	Sass.
— (tisane de)	T. sass.
Savon blanc	Sav.
— médicinal	Savon méd.
Sauge	Saug.
Scille	Scil.
Scolopendre	Scol.
— (tisane de)	T. scol.
Scordium	Scord.
Sel de Glauber	S. Glaub.

Sel ammoniac, abrégé en	S. amm.
— d'Epsom	S. Eps.
— de nitre	S. nit.
— de Sedlitz	S. Sedl.
Semen contra	Sem. cont.
Serpentaire de Virginie	Serp. V.
Simarouba	Sim.
— (tisane de)	T. sim.
Sinapisme	Sin.
Sirop	Sir.
— de Cuisinier	Sir. Cuis.
— dépuratif	Sir. dép.
— — de Larrey	Sir. dép. L.
— de nerprun	Sir. nerp.
— d'opium	Sir. opium.
— simple	Sir. simp.
Solution	Sol.
— de gomme arabique	Sol. gom.
— cupro-arséniée.	Sol. cupro-arséniée.
Soufre	Souf.
— lavé	Souf. lav.
Sparadrap	Spar.
Strychnine	Strychnine.
Sublimé corrosif	Sublimé corr.
Suc d'herbes	Suc. herb.
— — antiscorbutiques	Suc. herb. antisc.
— fumeterre	Suc. fum.
Sulfate d'alumine et de potasse	Sulf. al. pot.
— de cuivre	Sufl. cuivre.
— de fer	Sulf. fer.
— de magnésie	Sulf. magn.
— de potasse	Sulf. pot.
— de quinine	Sulf. quini.
— de soude	Sulf. soud.
— de strychnine	Sulf. strychnine.
— de zinc	Sulf. zinc.
Sulfure	Sulfure.
— d'antimoine	Sulfure antim.
— de chaux	Sulfure chaux.

Sulfure de mercure rouge, abrégé en	Sulfure merc. r.
— de potasse sec	Sulfure pot. sec.
— — liquide	Sulfure pot. liq.
Sureau	Sur.
— (tisane de)	T. sur.
Tabac	Tabac.
Tamarin	Tam.
Tan	Tan.
— (injection de)	Inj. tan.
Tartre émétique	Tart. émétique.
Tartrate acide de potasse	Tart. ac. pot.
— de potasse et antimoine	Tart. pot. antim.
— de fer	Tart. fer.
Teinture	Teint.
— d'aloès	Teint. aloès.
— aromatique	Teint. arom.
— de cachou	Teint. cach.
— de cannelle	Teint. cann.
— de cantharides	Teint. canth.
— de castoréum	Teint. cast.
— de digitale pourprée	Teint. digit.
— d'extrait d'opium	Teint. ext. op.
— d'iode	Teint. iode.
— de myrrhe	Teint. myr.
— — et aloès	Teint. myr. aloès.
— de quinquina	Teint. qq.
— de strychnine	Teint. strychnine.
Térébenthine	Téréb.
— cuite	Téréb. cuit.
Thé	Thé.
Tilleul	Till.
— (tisane de)	T. till.
Tisane amère	T. am.
— antiscorbutique	T. antisc.
— apéritive	T. apér.
— commune	T. com.
— nitrée	T. nit.
— pectorale	T. pect.
— sudorifique	T. sud.

Tisane sudorifique laxative, abrégé en	T. sud. lax.
Tisane royale	T. roy.
Tussilage	Tuss.
— (tisane de)	T. tuss.
Valériane	Val.
— (tisane de)	T. val.
Véronique	Vér.
— (tisane de)	T. vér.
Vin	V.
— d'absinthe	V. abs.
— amer	V. am.
— antiscorbutique	V. antisc.
— de cachou	V. cach.
— de cannelle	V. cann.
— aromatique	V. arom.
— de gentiane	V. gent.
— d'opium	V. opi.
— de quinquina	V. qq.
— scillitique	V. scil.
— thériacal	V. thér.
Vinaigre	Vinaig.
— camphré	Vinaig. camp.
— rubéfiant	Vinaig. rub.
— scillitique	Vinaig. scil.
Violette	Viol.
— (tisane de)	T. viol.

Au moyen des abréviations portées au tableau ci-dessus, chaque prescription sera écrite avec précision et clarté ; et avec la connaissance du système d'abréviation, MM. les sous-aides et élèves chargés du service des visites, sauront en former de nouvelles lorsqu'il y aura lieu. Nous en recommandons désormais l'usage pratique, et nous prions MM. les officiers de santé qui dirigent les traitements, et les pharmaciens en chef, d'y veiller avec attention. Ainsi, la tenue des cahiers de visites deviendra uniforme dans tous les hôpitaux militaires. Tel est le but que nous nous proposons en traçant la présente inscription.

Les membres du Conseil de santé des armées.

MOIZIN, GASC, Bon LARREY, PASQUIER, FAUCHÉ.

ANNEXE H.

° DIVISION **MILITAIRE.**	**SERVICE DES HOPITAUX MILITAIRES.**

PLACE
de

HOPITAL MILITAIRE
d

MOIS d   •   184

CAHIER
DE LA VISITE DE M. (1)

(1) **Désigner** le nom de l'officier de santé traitant, sa qualité et son grade.

JOURS (2)

(2) Pairs ou impairs.

(3) Chirurgien ou pharmacien.

(4) **Indiquer** le genre de maladie.

(5) **Indiquer** le nom de l'officier de santé traitant.

(6) **Porter**, en toutes lettres, le nombre de pages.

(7) Ce vu et vérifié est signé par l'officier de santé faisant la visite.

Le soussigné (3)   sous-aide major chargé du service de la visite de la division des (4)   faite par M. (5)   certifie que le présent cahier de visites contenant (6)   pages, est conforme aux prescriptions faites pendant le mois de
184 .

Vu et vérifié par le soussigné (7).

NOTA.

Lorsque le malade sera au régime maigre, l'officier de santé chargé du cahier à la visite biffera la lettre G. (gras) imprimée dans la case de chaque jour.

Le malade est au régime maigre lorsqu'il reçoit un des aliments ci-après, savoir :

> Aliment léger sans pain, bouillon, ni potage.
> Bouillon maigre ou soupe maigre.
> Potage au lait ou au beurre.
> Panade au beurre ou soupe au lait.

Est, en outre, considéré comme étant au régime maigre le malade dans l'une des positions suivantes :

Diète de pain.
Avec bouillon gras
Avec bouillon gras, pommes ou pruneaux.
Avec un lait simple.
Pour lequel il n'est pas mis de viande à la marmite.

ANNEXE I.

| N° 41...
Art. 785.. } du Règlement. | SALLE N° . LIT N° . | N° 229
de la Nomenclature. |

NOMS ET PRÉNOMS.	CORPS.	DATES		MUTATIONS.
		de l'invasion de la maladie.	de l'entrée à l'hôpital.	

Jours du mois	ALIMENTS		BOISSON ALIMENTAIRE		REMÈDES ET PRESCRIPTIONS.	OBSERVATIONS.
	du matin.	du soir.	du matin.	du soir.		
	G.					
	G.					
	G.					
	G.					
	G.					
	G.					
	G.					
	G.					
	G.					
	G.					
	G.					

TABLE ALPHABÉTIQUE

DES

MATIÈRES.

Nota. Les chiffres suivis d'un tiret indiquent les numéros des articles. Ceux placés entre parenthèses indiquent la page.

—Instruction sur la tenue des cahiers de visites (131).—Modèles des cahiers de visites (157.)

COMMANDANT DU POSTE. Sa présence à la visite quand il en est requis, 7.

CONSULTATIONS entre le médecin et le chirurgien, 4.

DISTRIBUTIONS. Distribution des aliments aux malades, 75 à 87.—Aux infirmiers, 88 et 89.—Distributions des médicaments, 33 à 36.

GARDE MILITAIRE. Le commandant du poste de l'hôpital assiste aux visites quand il en est requis, 7.

HOPITAUX CIVILS. Traitements des militaires malades admis dans ces établissements, 91.—Résumé de la législation qui régit le ser-vice des salles militaires, *idem*.—- Règlement sur le régime alimentaire des hôpitaux civils (98).

JAMBÉS DE BOIS. Voy. Bandages.

MÉDICAMENTS internes et externes bornés à ceux portés au formulaire pharmaceutique, 29 et 30.—Leur prescription ; distributions, 31 à 36.

NOMENCLATURES. Tarif du régime alimentaire (73).—Tableau indiquant la composition du régime alimentaire des malades dans chaque position (65.)—Formules des prescriptions alimentaires (85).—Tarif du régime alimentaire des malades civils (98).

OFFICIERS DE SANTÉ en général.—Prescription des médicaments et leur distribution, 29 à 36.—Pensements, 40 à 42.—Distributions d'aliments, 83, 86.

OPÉRATIONS. Doivent être faites par le chirurgien en chef, 41.

PAIN. Livraison à la dépense, 66.

PANSEMENTS. Objets de pansements, bons et relevés y relatifs, 37 à 39.—Ordre à suivre dans les pansements, 40.—Par qui les pansements sont exécutés, 41.—Devoirs des chirurgiens à cet égard ; obligations des chirurgiens aides-majors dans les salles de fiévreux, 42 à 44.

PLANTON. Voy. Sous-officiers.

PRESCRIPTIONS. Les officiers de santé seuls règlent le régime médical et alimentaire des malades, 17.—Prescriptions d'aliments et